DE LA
LAPAROTOMIE EXPLORATRICE D'URGENCE
POUR LES
TRAUMATISMES DE L'ABDOMEN
PLAIES PÉNÉTRANTES, CONTUSIONS ABDOMINALES GRAVES

PAR

Le Dr Édouard ADLER
Ancien interne en médecine et en chirurgie des hôpitaux de Paris.

PARIS
G. STEINHEIL, ÉDITEUR
2, RUE CASIMIR-DELAVIGNE, 2
1892

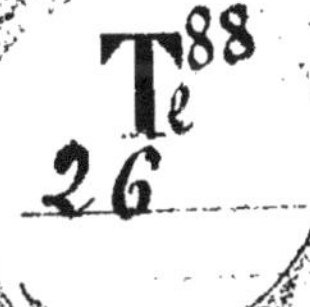

DE LA
LAPAROTOMIE EXPLORATRICE D'URGENCE
POUR LES
TRAUMATISMES DE L'ABDOMEN
PLAIES PÉNÉTRANTES, CONTUSIONS ABDOMINALES GRAVES

PAR

Le Dr Édouard ADLER
Ancien interne en médecine et en chirurgie des hôpitaux de Paris.

PARIS
G. STEINHEIL, ÉDITEUR
2, RUE CASIMIR-DELAVIGNE, 2
1892

A MONSIEUR LE DOCTEUR LÉON LABBÉ

Professeur agrégé de la Faculté de médecine
Chirurgien de l'hôpital Beaujon
Membre de l'Académie de médecine
Commandeur de la Légion d'honneur

MON CHER MAITRE,

Pendant mes études médicales, j'ai eu l'honneur d'être d'abord votre externe en 1886, puis votre interne pendant les années 1890 et 1891 ; c'est dire que je vous suis redevable de la plus grande partie de mon bagage scientifique.

Non seulement vous avez été mon guide dans la pratique de la chirurgie, mais encore vous vous êtes toujours montré d'une paternelle bonté et d'une bienveillante sollicitude parmi les difficultés de ma vie d'étudiant. Permettez-moi de vous dédier ce modeste travail comme un bien faible gage de ma reconnaissance.

Paris, février 1892.

DE LA LAPARATOMIE EXPLORATRICE D'URGENCE

POUR LES

TRAUMATISMES DE L'ABDOMEN

PLAIES PÉNÉTRANTES, CONTUSIONS ABDOMINALES GRAVES

INTRODUCTION

Pendant nos années d'internat dans les hôpitaux de Paris, nous avons été frappé de l'évolution que subissait le traitement des traumatismes abdominaux.

Dans les années 1887, 1888, les blessés qui étaient transportés à l'hôpital et qui étaient atteints de plaies pénétrantes de l'abdomen, soit par coups de couteau, soit par coups de revolver, étaient généralement soignés en ce moment par le traitement opiacé, l'occlusion collodionnée de la plaie, et l'immobilisation dans un bandage de corps. A cette époque, le plus souvent, la vessie de glace appliquée sur l'abdomen était considérée comme le meilleur moyen de prévenir la péritonite. Si l'interne de garde ne voyait pas, à travers la blessure de la paroi, sortir des gaz intestinaux ou des matières intestinales, il se contentait le plus souvent de faire un pansement occlusif, de prescrire de la glace et de l'opium, et il ne croyait pas utile de prévenir le chirurgien du bureau central en vue d'une intervention rapide.

L'indécision était grande, et la discussion sur le traitement des plaies pénétrantes de l'abdomen qui avait eu lieu en 1886, 1887 et 1888 au congrès de chirurgie, n'avait pas élucidé la question d'une façon définitive. Même aujourd'hui, cette discussion est loin d'être close et les chirurgiens français ne sont pas encore tombés d'accord sur l'opportunité opératoire.

Aussi tous les faits qui peuvent éclairer la question en litige sont-ils plus régulièrement publiés. L'intervention active, précoce, d'urgence est de date trop récente pour qu'elle soit arrivée encore à recueillir les suffrages de tous les chirurgiens.

Il y a encore les interventionnistes et les abstentionnistes, sans compter ceux qui, plus timides et plus indécis, ont une opinion mixte, et qui n'ont recours à l'opération que la main forcée.

Les uns veulent s'appuyer sur la statistique des faits connus pour se faire une opinion solide. De nombreux tableaux statistiques ont été publiés. Mais les statistiques méritent certains reproches et on ne peut s'appuyer sur elles d'une façon absolue, pour juger du résultat d'une intervention aussi dissemblable, aussi inégale que la laparotomie faite pour les traumatismes abdominaux. On voit cependant la statistique donner de meilleurs résultats à mesure que les chirurgiens, plus rompus aux manœuvres abdominales, plus sûrs de leur asepsie ou de leur antisepsie, deviennent moins indécis et attendent moins de temps pour intervenir après le traumatisme.

Ceux qui ont dressé des tableaux de statistique se sont contentés de donner le résultat brut des faits. M. Reclus qui recommande l'expectation appuie son opinion sur des cas de guérison, pour lesquels la pénétration n'était pas douteuse, sur des expériences qui lui ont montré la fréquence relative des guérisons spontanées, et enfin sur les chiffres de la statistique de Stimson et de Coley qui attribuent une mortalité sensiblement égale à l'intervention et à l'expectation. Dans la statistique qu'il a publiée dans la Revue de chirurgie de 1890, cet auteur met sur le compte de l'intervention les décès de blessés qui devraient au contraire être considérés comme victimes de l'expectation, bien qu'ils aient été opérés. Personne ne met en doute la gravité plus grande de la laparotomie, lorsque la péritonite déjà déclarée rend plus difficile l'attentif examen de l'intestin, plus laborieuses et quelquefois incomplètes les opérations multiples nécessitées par le nombre des lésions, par l'état de l'intestin distendu par les gaz, rendu friable par l'inflammation des tuniques intestinales et par l'agglutination des anses. Ces malades meurent bien plus par l'infection péritonitique que par shock opératoire, et les cas sont malheureusement rares où, par le lavage et le nettoyage soigné du péritoine, on peut espérer avoir rendu la cavité péritonéale moins septique.

Nous pensons que la lecture attentive et que la critique des observations publiées valent mieux pour se faire une opinion que le résultat brut de statistiques comprenant des cas qui ne peuvent être comparables, et donnant le total des opérations faites par de nombreux chirurgiens dont les succès des uns ne doivent pas avoir à souffrir des échecs des autres.

C'est ce que l'on comprend de plus en plus ; aussi l'entente, qui n'est pas encore faite il est vrai, se fera certainement un jour, du moins nous le pensons. Nous n'avons pas la prétention, on le pense bien, de forcer les convictions par ce travail hâtif, dans lequel nous avons cherché seulement à réunir le plus de faits, le plus d'observations et de communications publiées soit en France, soit à l'étranger, pensant qu'il y aurait utilité pour d'autres de les trouver rassemblées aussi complètes et aussi fidèles que possible.

Pour réunir tous ces faits épars, j'ai eu recours à l'obligeance de mes bons amis et collègues, Georges Lasserre, Paul Legrand et Paul-Henri Papillon, qui ont bien voulu, avec une bonne grâce dont je ne saurais trop les remercier, traduire un certain nombre de revues anglaises, américaines et allemandes.

Il est entendu que, dans le courant de cette étude, nous ne nous occuperons que des plaies reconnues pénétrantes de l'abdomen, qu'elles aient été produites par une balle d'armes à feu ou par une arme blanche. Cependant les graves contusions de l'abdomen, écrasement, coups portés sur le ventre, etc. produisant dans la grande majorité des cas des désordres intra-abdominaux nécessitant une laparotomie, feront l'objet d'un chapitre. Nous ne ferons pas l'énumération des symptômes des plaies pénétrantes de l'abdomen, pas plus que l'étude des symptômes produits par les lésions viscérales intra-abdominales. Cependant nous discuterons certains de ces symptômes qui sont donnés comme fournissant indication pour la laparotomie. Nous ne ferons l'étude de ces signes que pour montrer qu'aucun, sauf l'épanchement de matières intestinales ou de gaz à travers la plaie extérieure, n'est caractéristique d'une lésion viscérale, que la plupart sont trompeurs, et que la laparotomie exploratrice, faite dans de bonnes conditions, reste la dernière ressource pour connaître l'étendue et la gravité des lésions.

Notre travail comprendra quatre chapitres : le premier consacré à l'historique du traitement des traumatismes abdominaux graves ; dans le deuxième chapitre sera discuté le diagnostic des lésions viscérales intra-abdominales ; le troisième sera consacré aux contusions de l'abdomen ; enfin, dans le quatrième chapitre, seront relatées les diverses manœuvres opératoires et les opérations multiples que l'on peut être amené à faire dans le cours d'une laparotomie pour les traumatismes abdominaux graves.

Avant de terminer cette introduction, qu'il nous soit permis d'adresser nos remerciements à tous nos maîtres dans les hôpitaux :

A M. le professeur Grancher et M. le Dr Bucquoy, qui nous ont accueilli comme bénévole dans leur service, au début de nos études médicales. Ils nous ont initié aux difficultés de la clinique médicale et de l'auscultation.

Au docteur Paul Berger qui, dès l'année 1883, nous a appris les règles de l'antisepsie.

A M. le professeur Cornil, à MM. Constantin Paul, Chauffard, Gombault, Dejerine, Faisans et de Beurmann dont l'enseignement médical nous a été si profitable.

Nous remercions tout particulièrement M. Terrillon de son extrême bienveillance à notre égard pendant l'année d'internat que nous avons passée dans son service si instructif de la Salpêtrière. C'est avec lui, dont l'autorité scientifique est si connue, que nous avons pu acquérir de si utiles connaissances en chirurgie abdominale.

Notre reconnaissance ne fera pas défaut à nos autres maîtres en chirurgie, les docteurs Segond, Benjamin Anger, Schwartz, Michaux, Ricard dont les conseils nous ont été si utiles.

M. le professeur Tillaux a bien voulu accepter la présidence de notre thèse inaugurale ; c'est là un honneur dont nous ne saurions trop le remercier.

Historique.

Thomas Morton a donné, en 1887, à la Société médicale de Philadelphie une bonne définition de l'intervention opératoire en vue de remédier aux lésions diverses produites par les traumatismes abdominaux. Elle est ainsi formulée : « Le terme laparotomie pour traumatisme s'applique à tous les cas où le chirurgien, comme première mesure et délibérément, ouvre l'abdomen ou agrandit une blessure déjà existante, dans le but de rechercher s'il y a des lésions intrapéritonéales, de les réparer le plus tôt possible, s'il en trouve, et en tout cas de nettoyer la cavité abdominale et de la rendre aseptique. »

Cette définition indique bien la nécessité absolue pour le chirurgien d'ouvrir délibérément le ventre, alors même qu'il n'est pas sûr de trouver des lésions intrapéritonéales ; elle montre de plus que même en l'absence de lésions, la laparotomie peut ne pas être une opération inutile, puisqu'elle seule permet de rendre aseptique la cavité péritonéale qui peut avoir été inoculée ou par la lame du couteau qui a produit la plaie pénétrante, ou par les débris de vêtements qui ont pu être entraînés par la balle.

Dès l'année 1881, Mac Quire se prononça énergiquement pour l'intervention opératoire active dans les traumatismes de l'abdomen. A la même époque, Marion Sims, dont la pratique chirurgicale est fort appréciée, déclara qu'il faut, dans les coups de feu de l'abdomen, ouvrir le ventre, arrêter l'hémorrhagie, suturer l'intestin blessé, nettoyer le péritoine et refermer après avoir mis un drain s'il est nécessaire.

Les progrès de la chirurgie abdominale, depuis l'ère antiseptique, montraient aux chirurgiens que beaucoup de maladies des organes abdominaux, regardées auparavant comme inopérables, étaient traitées, depuis l'antisepsie, avec succès, et que le péritoine, si redouté jadis, se montrait très tolérant, pourvu qu'on prenne soin d'éviter seulement l'infection.

Antérieurement à la période antiseptique, l'opération abdominale ne se faisait pas, et avec raison, car tous les blessés seraient morts d'infection. Aussi la mortalité des blessés était très grande, et les plaies abdominales par coups de couteau et surtout par coups de feu étaient réputées comme presque toujours mortelles. Prises en bloc, elles donnent une mortalité de 87,2 0/0. Otis a réuni 3,717 cas ; sur ce nombre, il y a 3,031 morts, 444 guérisons et 242 résultats inconnus.

Trélat donne les chiffres suivants : 99 0/0 de mortalité pour les plaies de l'intestin grêle livrées à elles-mêmes, 47,2 0/0 pour les plaies du gros intestin. Guthrie, Sédillot, Larrey, Legouest s'accordent pour reconnaître l'excessive gravité des plaies abdominales.

Le traitement en usage alors pour les plaies abdominales n'était presque toujours que l'aveu de l'impuissance du chirurgien. On donnait l'opium à haute dose, en partie pour calmer la douleur, en partie pour favoriser la production d'adhérences providentielles, et on n'attendait que du hasard l'oblitération de la plaie intestinale ou la localisation in situ d'un abcès stercoral et la formation d'un anus contre nature.

Contre l'hémorrhagie intrapéritonéale, qui causait la mort du plus grand nombre des blessés, rien si ce n'est la platonique vessie de glace et la non moins platonique compression abdominale par un bandage ouaté.

Ce traitement était tellement désastreux qu'après Waterloo, Guthrie écrivait que le traitement des traumatismes abdominaux était extrêmement peu satisfaisant et qu'il fallait en trouver un meilleur ; et tous les chirurgiens qui avaient eu à traiter les blessés de l'abdomen, montraient le même pessimisme et faisaient le même aveu d'impuissance que Guthrie.

Cependant, pour quelques faits rares, isolés ou désespérés, une thérapeutique plus active avait été employée. En Égypte, Larrey avait soigné immédiatement après la bataille, un blessé présentant une hernie traumatique de l'intestin avec perforation de l'anse herniée : il réséqua l'intestin blessé, et fixa les deux bouts à la plaie abdominale. Le blessé guérit. Il recommanda ce moyen, mais sa parole ne fut guère écoutée.

Fallope, Wiseman, Heister, Baudens n'hésitèrent pas à recommander d'inciser la paroi abdominale pour se rendre compte des lésions.

En 1830, à la prise d'Alger, **Baudens** eut à soigner un blessé qui perdait des matières fécales par sa blessure. Il élargit la plaie, trouva une perforation du côlon transverse qu'il sutura à la plaie. Cette pratique fut conseillée par **Dupuytren**.

Pirogoff vit tous les blessés porteurs de lésions intestinales mourir. Une fois seulement il essaya d'intervenir. Il fit la résection d'une anse intestinale présentant 4 perforations et sutura les extrémités à la plaie. Le blessé qui, 4 jours après, était en bon état, fut évacué et perdu de vue. Malgré cette seule intervention dont il ignorait le résultat, **Pirogoff** recommande l'établissement d'un anus contre nature, et le même conseil est donné par **Legouest** dans sa chirurgie de guerre. Malgré l'autorité de ces noms, cette pratique ne passa pas dans la chirurgie courante.

Jusqu'alors la résection de l'intestin et l'établissement d'un anus artificiel avaient été seulement conseillés. Ce n'est que pendant la guerre de sécession que la suture de l'intestin et la réduction de l'anse blessée fut tentée. La suture intestinale fut faite un petit nombre de fois, et une seule fois avec succès sur une plaie ancienne. Malgré ce maigre résultat, il est remarquable qu'**Otis** la recommande avec d'excellentes raisons.

Pendant la guerre franco-allemande de 1870, l'intervention active n'eut pas de partisans, et les blessés de l'abdomen furent traités par l'expectation avec l'opium.

Après la campagne du Tonkin, **Nimier** fit un rapport sur 68 plaies pénétrantes de l'abdomen avec 76 0/0 de mortalité. **Chauvel**, son collaborateur, fait remarquer que, sur les 15 blessés guéris, la démonstration de la pénétration de la plaie n'est donnée que dans un nombre restreint de cas, et que, parmi les morts, plusieurs auraient bénéficié d'une intervention. **Chauvel** se montre partisan d'un traitement actif ; et il est avec **Terrier** le premier promoteur, en France, de la laparotomie d'urgence.

Nous voyons donc, par cette énumération, combien furent persévérants les efforts des chirurgiens pour améliorer le sombre pronostic des plaies abdominales.

L'élan fut donné par les chirurgiens militaires, qui cependant avaient généralement affaire à des blessures graves, et qui se trouvaient souvent dans des conditions mauvaises pour mener à bien une opération longue et délicate comme l'est la laparotomie pour les traumatismes abdominaux. Malgré les résultats peu favorables qu'ils obtenaient, ils continuaient courageusement leur campagne en vue de sauver des existences condamnées, et ils avaient la satisfaction de voir les chirurgiens les imiter dans leur pratique civile. Les chirurgiens américains furent les premiers à les suivre. Ils étaient, chez eux, sur un terrain bien préparé pour ces sortes d'études, car dans aucun pays, comme en Amérique, le revolver n'est aussi souvent employé pour trancher les contestations particulières et les discussions électorales. De plus en Amérique, pays du cosmopolitisme, l'usage du couteau et du poignard n'est pas encore tout à fait sur le point de disparaître. Au congrès des chirurgiens américains, à Washington, Parkes de Chicago, et Moore de Richemond, plaidèrent éloquemment la cause de la laparotomie précoce ; et depuis cette époque, tant en Amérique qu'en France et dans les autres pays d'Europe, en Allemagne et en Italie, les travaux furent nombreux pour ou contre l'intervention opératoire précoce.

Parkes publia une série d'expériences faites sur les animaux et montra que dans les plaies pénétrantes de l'abdomen par armes à feu, la blessure des organes abdominaux est la règle, que l'intestin est le plus souvent traversé, que son contenu s'échappe, et que les symptômes du shock sont surtout dus à l'hémorrhagie intrapéritonéale. Il démontra en outre que les animaux traités par l'expectation meurent presque tous, et que par contre sur 10 chiens opérés après traumatisme, 9 ont été conservés vivants. En conséquence, il recommande, dans tous les cas de coups de feu perforants de l'abdomen, d'intervenir le plus tôt possible, d'ouvrir le ventre, d'arrêter l'hémorrhagie et de suturer l'intestin.

Au congrès médical de New-York de 1887, les chirurgiens américains les plus en renom se rangent à cet avis.

D'un autre côté M. Reclus, partisan résolu de l'abstention, fit des expériences avec Paul Noguès, sur 11 chiens. Les chiens en expérience furent d'abord purgés. Après le traumatisme, ils furent laissés à la diète et traités par l'opium.

Sur les 11 chiens, deux moururent d'hémorrhagie quelques heures après le traumatisme, quatre moururent de péritonite, et trois survécurent à leurs blessures. Parmi les chiens guéris et sacrifiés plus tard, on trouve sur le premier une double perforation de l'estomac ; sur le deuxième deux perforations de l'intestin grêle siégeant sur sa portion moyenne. Enfin chez le 3e existait un double foyer de perforations associées deux à deux : les anses adhéraient les unes aux autres de façon à former un volumineux paquet. Reclus insiste sur le rôle joué par le bouchon muqueux au niveau de la perforation, par les adhérences précoces de l'anse blessée avec le péritoine pariétal, une partie quelconque de l'épiploon, ou une anse voisine. Reclus conteste donc les expériences de Parkes, et, s'appuyant sur la méthode expérimentale, reste convaincu de la guérison spontanée des plaies de l'intestin.

Tout récemment ces expériences furent reprises par Estor à Montpellier et par Chaput à Paris. De ces expériences, Estor conclut : Que les résultats de l'expérimentation sur le chien ne sont pas applicables à l'homme, car la susceptibilité du péritoine souillé par des matières fécales est différente chez l'homme et chez le chien ; que les divers mécanismes considérés comme pouvant amener la guérison spontanée sont incapables d'empêcher l'épanchement des matières stercorales ; que si l'on colore les matières ingérées par les animaux quelques heures avant la blessure de l'intestin, on décèle la présence constante des matières fécales et l'on peut étudier leur mode de diffusion.

M. Chaput, qui possède une grande expérience des opérations sur l'intestin, s'est adressé également à l'expérimentation qui lui a donné sur 40 cas, une mortalité de 66 0/0 pour l'expectation, même quand il n'y avait qu'une seule plaie linéaire à l'intestin et sur des animaux à jeun. La mort est survenue 4 fois immédiatement, 18 fois en moins de 20 heures ; 6 fois le 2e ou 3e jour ; 3 fois le 4e jour.

Les hémorrhagies graves par blessure des artères mésentériques sont fréquentes (7 cas). Le bouchon muqueux n'obture rien ; il laisse toujours passer les matières avec la plus grande facilité lorsque la plaie mesure quelques millimètres. Les conditions qui favorisent la guérison spontanée sont : la greffe épiploïque variable, la destruction de l'épithélium du bourrelet muqueux, la vacuité relative de l'intestin et la virulence variable de son contenu, l'absence d'hémorrhagie, l'absence d'infection péritonéale. L'intervention donna tout d'abord de mauvais résultats à Chaput. Ceux-ci s'expliquent par la difficulté d'une technique correcte sur l'intestin du chien qui est mince, rigide et d'un faible diamètre. Ainsi les sutures de l'intestin à deux étages rétrécissent le calibre intestinal ; de plus les sutures coupent très souvent l'intestin friable et deviennent par cela même insuffisantes.

Pour remédier à l'insuffisance des procédés connus, Chaput imagina la greffe intestinale, qui permet d'exécuter des sutures à plusieurs étages sans diminuer en rien le calibre intestinal.

La greffe intestinale lui donna 100 0/0 de guérisons à la condition de ne pas attendre plus de 3/4 d'heure. 3 greffes immédiates, 3 guérisons. 10 greffes après demi-heure sur l'animal à jeun, 10 guérisons; 5 greffes après demi-heure, sur l'animal en pleine digestion, 5 guérisons. Au total 18 cas, 18 guérisons. Fait capital, la laparotomie faite en pleine digestion ne paraît pas aggraver le pronostic. Lorsque la greffe intestinale est faite après 3/4 d'heure, le pronostic devient plus sombre. Sur 7 cas, 4 morts (58 0/0) et 3 guérisons (42 0/0).

Cependant M. Chaput parvint à guérir des animaux même après 2, 3, et 4 heures d'expectation.

L'auteur conclut de ses expériences qu'il pense que si l'on opérait chez l'homme dans les 4 heures qui suivent la blessure, et dans de bonnes conditions, on aurait une statistique presque sans mortalité !

Voilà donc les observations expérimentales de Parkes, infirmées par Reclus, et confirmées depuis par deux expérimentateurs, Estor et Chaput, qui ont conduit leurs expériences d'une façon différente, mais en se tenant plus que Reclus dans les conditions habituelles, car ils ont opéré sur des chiens qui n'avaient pas été préalablement purgés, et qui n'étaient pas à jeun.

Nous avons donc vu que les chirurgiens américains étaient partisans résolus d'une thérapeutique active.

En Angleterre, Mac Cormac, est le partisan résolu du traitement opératoire des plaies abdominales. Il réclame l'introduction de ce progrès dans la chirurgie militaire. Il a rassemblé 37 observations : 7 guérisons, 24 morts, 1 incertain. Sur 10 déchirures de la vessie, principalement par contusion, 6 ont guéri par laparotomie et suture de la vessie.

A Paris, à la Société de chirurgie, et au 3e congrès de chirurgie, on a chaudement et longuement discuté l'opportunité opératoire pour le traitement des traumatismes abdominaux. Tandis qu'un certain nombre de chirurgiens français, parmi lesquels Chauvel, Terrier, Léon Labbé, Pozzi, Trélat, Championnière, Kirmisson, se prononçaient vivement pour une intervention opératoire dès que le péritoine était traversé par une balle ; d'autres comme Tillaux, Le Fort, Delorme, Chavasse, ne l'acceptaient qu'avec restriction et conseillaient d'attendre la péritonite. Une faible minorité de chirurgiens français sont pour l'abstention, parmi ceux-ci M. Reclus reste plus que jamais son partisan résolu, sauf lorsqu'il existe certaines indications. Il admet seulement la laparotomie quand l'intestin fait hernie à travers la plaie abdominale, et que la plaie intestinale est facilement accessible ; toutes les fois qu'il y a hémorrhagie continue ; quand par la percussion on peut établir que la perforation intestinale n'était pas suffisamment oblitérée pour empêcher l'issue des gaz dans le péritoine ; dans les gros traumatismes, tels que coups de pied de cheval.

Il ne conseille plus la laparotomie quand la péritonite est confirmée, la péritonite ne donnant pas d'indication formelle, la guérison spontanée pouvant encore survenir.

M. Berger qui a élevé la voix dans toutes les discussions qui se sont faites à la Société de chirurgie sur le traitement des traumatismes abdominaux, donne ainsi sa manière de faire : « Quand on m'apporte un blessé immédiatement, comme je ne puis pas exclure la possibilité de lésions viscérales multiples, je fais la laparotomie. Au bout de 10 à 15 heures en l'absence de tout symptômes, je n'interviens plus ; ce serait m'exposer à défaire l'œuvre de la nature, et alors j'attends le début de la péritonite, cas auquel j'interviens quelle que soit l'époque.

M. Terrier, qui est l'apôtre écouté et convaincu de l'intervention opératoire, dit simplement : « En présence d'une plaie pénétrante, il « faut aller voir ce qui se passe dans l'abdomen sans attendre l'évo- « lution des accidents. La guérison spontanée est rare, et l'on ne doit « pas compter sur elle. La laparotomie exploratrice est une opération « bénigne, et mieux vaut à tout prendre, faire une intervention inutile, « que de la négliger quand elle est indispensable ».

Nous pensons que la pratique de M. Terrier est la seule véritablement chirurgicale ; d'ailleurs ses conseils ont été écoutés à la Société de chirurgie et sa conduite trouve de plus en plus des adeptes.

Comme on le voit, on est loin actuellement des conseils timorés des anciens chirurgiens pour qui l'ouverture du ventre était chose défendue. Aujourd'hui, grâce aux progrès chirurgicaux dus aux connaissances antiseptiques, le péritoine sacro-saint n'est plus qu'une idole brisée; et l'on ne trouvera plus qu'à titre de curiosité historique, cette phrase recueillie dans un livre encore classique : « On ne doit jamais chercher à s'assurer si une piqûre des parois abdominales est pénétrante ou non, et c'est là un précepte si bien établi qu'il n'est plus utile de recommander aux chirurgiens de ne pas introduire dans les plaies du ventre soit des stylets, soit d'autres sondes exploratrices ».

Diagnostic de la pénétration et des lésions viscérales intra-abdominales.

D'une façon générale, le diagnostic de plaie pénétrante de l'abdomen est facile à faire. Je ne parle pas des cas où, par la plaie extérieure, fait issue soit une anse intestinale soit un lambeau épiploïque. quoique dans ce dernier cas on ait pu confondre l'épiploon avec des pelotons adipeux appartenant au pannicule adipeux sous-cutané. Dans les plaies pénétrantes produites par les coups de couteau, la plaie est souvent assez étendue pour qu'on puisse explorer la profondeur de la plaie avec le doigt. Dans l'exploration digitale on signale comme pouvant donner un signe trompeur, la possibilité de l'introduction de l'extrémité de l'index, au-dessous de la gaine du muscle droit, qui se perd dans le tissu cellulaire sous-péritonéal. Le chirurgien croit sentir la séreuse pariétale, alors qu'il touche la face postérieure de la gaine musculaire.

Dans les plaies pénétrantes par balles de revolver, ou par instruments piquants, comme une canne à épée, il peut se faire qu'on observe une plaie d'entrée et une plaie de sortie de l'objet vulnérant. Le trajet peut être plus ou moins oblique dans l'épaisseur de la paroi abdominale, et suffisamment long pour qu'une sonde cannelée ou un stylet introduit dans le trajet soit trop courte pour ressortir par la 2ᵉ plaie extérieure ou pour donner une sensation exacte de pénétration.

Quand il s'agit d'une plaie unique, on ne peut compter sur les renseignements fournis par la direction et la distance d'où le coup de feu a été tiré, pas plus que de la position occupée par le blessé au moment du traumatisme.

Il faut bien dire que le meilleur signe de pénétration est fourni par l'exploration du trajet au moyen d'une sonde cannelée ; ce ne serait qu'exceptionnellement, lorsque le trajet aurait une direction bizarre, très oblique, et que la sonde cannelée ne donnerait que des renseignements insuffisants, que, pour être fixé sur l'existence de la pénétration, l'on pourrait faire une incision exploratrice de peu d'étendue, intéressant successivement toutes les couches de l'abdomen, jusqu'au péritoine exclusivement. Cette incision exploratrice ne doit être faite que dans le but de s'assurer par la vue de la perforation du péritoine, et de désinfecter le trajet suivi par l'objet vulnérant ; au besoin on pourrait faire une boutonnière péritonéale pour explorer avec le doigt la cavité abdominale aux alentours du point de pénétration ; mais on se rappellera que cette exploration digitale peut ne donner aucun signe, alors qu'il existe des lésions graves intrapéritonéales, et qu'elle ne doit pas dispenser le chirurgien de poursuivre plus complètement son exploration.

La plaie est reconnue pénétrante, existe-t-il des lésions viscérales ou des blessures vasculaires pouvant causer la mort ? Ce point de diagnostic est beaucoup plus délicat. Disons tout de suite que les symptômes donnés par les classiques comme appartenant aux lésions viscérales, peuvent être trompeuses.

Il est un point très important à connaître et que l'on a cherché à éclaircir par de nombreuses expériences faites sur les animaux : c'est de savoir si un objet vulnérant ayant produit une perforation péritonéale entraînait, par le fait même de la pénétration, une blessure viscérale.

Malgaigne (*Anatomie chirurgicale*, tome II) a nié l'existence de plaies pénétrantes simples sans lésion des viscères.

Stromeyer, Mac Guire disent avoir vu des plaies pénétrantes simples. Otis les tient pour très rares et dit : « Ou la balle n'est pas pénétrante, ou elle a traversé le péritoine, blessé des viscères, mais sur une minime étendue, si bien que l'oblitération a pu rapidement se faire et la guérison survenir. » Beck, sur 73 plaies pénétrantes, n'en a vu que cinq simples. Sur 37 expériences sur les animaux, Parkes n'a rencontré que deux plaies simples.

Hencko fit des recherches sur les lésions intestinales en enfonçant un pieu avec un marteau à travers le ventre, et sur 95 expériences, produisit 6 fois la pénétration de l'abdomen sans perforation de l'intestin, principalement lorsque le coup avait été porté d'avant en arrière, perpendiculairement à la surface du ventre.

Pour Trélat, plaie pénétrante de l'abdomen et perforation intestinale sont synonymes.

Reclus et Noguès ont entrepris une série d'expériences portant sur 38 cadavres. 37 fois la portion sous-diaphragmatique du tube digestif, estomac, intestin grêle, gros intestin, a été frappée. Dans un seul cas, la balle a traversé la cavité abdominale et cheminé au milieu des viscères, sans atteindre l'intestin, mais le projectile avait ouvert la veine iliaque primitive gauche. Aussi ces auteurs concluent à la réalité de l'aphorisme : « Une perforation intestinale est le corollaire à peu près obligé d'une plaie pénétrante de l'abdomen. »

Delorme, Chavasse, Legouest sont arrivés à des résultats analogues.

Mac Cormac donne la proportion de 7 plaies pénétrantes simples sur 100 plaies pénétrantes compliquées de lésions viscérales.

Senn pense qu'une balle traversant l'abdomen directement d'avant en arrière expose moins aux lésions viscérales qu'un trajet oblique ou transverse, que les plaies de l'abdomen au-dessus de l'ombilic exposent moins à une perforation ; mais d'un autre côté, les plaies siégeant au-dessus de l'ombilic entraînent plus souvent une blessure du foie, des reins, de la rate, nécessitant la laparotomie pour hémorrhagie. Dans 14 expériences cadavériques, Senn obtint les résultats suivants :

9 plaies pénétrantes avec lésions des viscères ; dans 4 cas aucune plaie viscérale ; dans un cas, 1 plaie du bord du foie.

Le pronostic des plaies pénétrantes simples n'est pas aussi grave que celui des plaies s'accompagnant de lésions viscérales ; cependant la mortalité n'est pas sans importance, de 33 à 40 0/0 en moyenne. Leur danger provient de la péritonite et de l'hémorrhagie.

Pour nous résumer, nous dirons donc que la très grande majorité des plaies pénétrantes de l'abdomen s'accompagnent de lésions variées des organes contenus dans la cavité abdominale ; que par conséquent le signe « pénétration de l'abdomen » fournit l'indication première de la laparotomie.

Parmi les phénomènes qui, suivant Reclus, rendent la laparotomie indispensable dans le cas de plaies pénétrantes de l'abdomen, on en trouve plusieurs qui font partie des signes pour ainsi dire constants de ces plaies.

L'hémorrhagie constitue une indication d'intervenir activement. Mais quand un blessé est porté à l'hôpital avec une plaie pénétrante de l'abdomen soit par coup de feu, soit par coup de couteau, et surtout quand il a été atteint d'une forte contusion de l'abdomen, possède-t-on des données suffisantes pour affirmer ou pour infirmer l'existence d'une hémorrhagie intra-abdominale ? Nous ne le pensons pas, à moins que l'on constate l'écoulement sanguin en grande abondance et d'une façon continue par la plaie de la paroi. Ce dernier signe, l'écoulement extérieur par la plaie de la paroi, est tout à fait exceptionnel. M. Reclus le dit lui-même ; ce qui s'explique très bien par les dimensions généralement faibles de la plaie extérieure, par l'état de la plaie dont les bords, contus et déchiquetés dans les plaies par armes à feu, rendent l'écoulement extérieur très difficile sinon impossible. De plus l'écoulement du sang au dehors peut provenir, et c'est généralement ce qui arrive, d'une blessure des vaisseaux de la paroi elle-même, comme le fait est signalé dans l'observation de Routier n° 89.

Si c'est un vaisseau du mésentère ou de l'épiploon qui est blessé, ou de l'intestin, ou du foie, ou du rein, le sang s'écoulera dans la cavité péritonéale, sans suivre une marche marquée d'avance, mais obéissant surtout aux lois de la pesanteur, ou suivant un trajet marqué par les plis du mésentère. Et alors de deux choses l'une : ou bien l'hémorrhagie sera forte et on observera alors tous les signes connus d'une hémorrhagie interne, qui constituent en grande partie le phénomène du « shock », ou bien ce seront des vaisseaux de moindre calibre qui seront ouverts, l'écoulement se fera peu à peu, sans grand fracas, mais d'une façon permanente jusqu'à provoquer la mort. Le malade que nous avons observé et qui fait l'objet d'une observation personnelle avait un épanchement de 1 litre 1/2 de sang dans le péritoine ; cependant 12 heures après l'accident, il aurait été bien difficile d'affirmer une hémorrhagie aussi forte ; nous avons trouvé une artère et une veine épiploïques, de petit calibre, rompues. Pour oblitérer la source de l'hémorrhagie, aurait-il été raisonnable de compter sur la compression ouatée abdominale ou sur l'hémostase spontanée ? Non ; tous les chirurgiens le proclament : le seul traitement des hémorrhagies est d'aller chercher les vaisseaux béants et de les lier. Particulièrement, pour les hémorrhagies du ventre, la compression ouatée abdominale est illusoire, et des artérioles ou des veinules qui, en d'autres régions, se tariraient d'elles-mêmes, peuvent, dans l'abdomen, produire une hémorrhagie mortelle. Or donc, si le blessé présente les signes d'une hémorrhagie interne, il faut intervenir immédiatement en ouvrant le ventre pour aller à la recherche des vaisseaux blessés ; mais l'hémorrhagie peut exister, sans que cependant le blessé semble être en danger immédiat. Le chirurgien qui observe le malade en cet instant peut croire une intervention inutile : et cependant le sang coule toujours dans la cavité abdominale, et lorsqu'il est rappelé deux, quatre ou six heures après, il trouve son blessé dans un état de faiblesse tel qu'il n'ose plus intervenir, de peur que le blessé n'ait plus suffisamment de résistance pour supporter l'opération. « Trop bien portant pour être opéré », « trop bas, plus rien à faire », telles sont les réponses contradictoires qu'il est quelquefois obligé de faire à quelques heures d'intervalle.

L'hémorrhagie intra-péritonéale en restant une excellente indication pour faire la laparotomie, peut donc ne donner que des signes trompeurs. Il ne faut pas compter sur l'écoulement du sang par la plaie abdominale ; il faut surtout se méfier de cette hémorrhagie causée par la blessure d'un petit vaisseau, coulant peu mais continuellement et pouvant amener un grand danger. Les abstentionnistes disent que la laparotomie aggrave le collapsus ; mais le collapsus n'est pas produit par la laparotomie, mais bien par l'hémorrhagie qui a été trop abondante pour laisser assez de résistance au blessé ; et tout le monde sait que l'écoulement de sang dans la cavité péritonéale constitue la cause de mort la plus fréquente dans les plaies pénétrantes de l'abdomen. Ces hémorrhagies sont tellement fréquentes, et elles mettent le blessé dans un état de dépression tel, que Coley et Stimson prétendent que le « shock » n'existe pas et que l'état décrit sous ce nom cache toujours une hémorrhagie profonde.

Faut-il accepter cette opinion sans conteste ? Nous ne le croyons pas ; nous pensons au contraire que cette idée est trop absolue. Le « shock » peut être produit par l'ébranlement nerveux du système ganglionnaire abdominal qui suit les traumatismes de l'abdomen. Le blessé qui fut apporté à l'hôpital Beaujon et dont l'histoire est rapportée à l'observation était dans un état très prononcé de « shock » ; il n'avait pas d'épanchement sanguin intra-abdominal. Nous croyons que plusieurs causes concourent à la naissance du « shock » : l'ébranlement nerveux, l'hémorrhagie ; à notre avis, à ces deux causes principales vient s'ajouter la perforation intestinale elle-même qui, dans certaines conditions, entraîne au bout de peu de temps une sorte d'infection encore mal définie, mais dont le nom est suffisamment caractéristique : septicémie intestino-péritonéale suraiguë.

D'un autre côté les observations sont nombreuses où on trouve à la laparotomie un épanchement sanguin considérable dans la cavité abdominale, et où l'état général du blessé a été noté satisfaisant avant l'opération. Ces faits sont relatés dans les observations 25, 34, 55, 56, 57, 60, 78, 81, 85, 86, 112, etc.

Comme on le voit, si le shock existe surtout quand une hémorrhagie se produit dans la cavité abdominale, on ne peut absolument compter sur cet état pour affirmer l'existence d'une hémorrhagie intra-péritonéale. Quoi qu'il en soit le shock reste et doit rester une excellente indication d'opération hâtive, immédiate, à moins que l'état de shock soit si intense, à moins que le collapsus du blessé soit si prononcé, que le chirurgien juge que la mort du blessé est imminente. Même dans ces cas-là, plusieurs chirurgiens, surtout les chirurgiens américains, conseillent d'intervenir aussitôt ; et il leur est arrivé de sauver des blessés, condamnés d'avance, bien rarement il est vrai.

Parmi les chirurgiens américains, H. Dalton qui a une très grande pratique des laparotomies faites pour les traumatismes abdominaux, pense qu'il faut opérer quand même, malgré la chance si peu probable d'un succès ; et il ajoute que les chirurgiens, faisant la laparotomie dans ces conditions, ne doivent pas être arrêtés par la crainte de laisser leur opéré sur la table. On ne peut s'empêcher de comparer l'intervention in extremis dans les traumatismes de l'abdomen à la trachéotomie que l'on fait dans les hôpitaux d'enfants, alors que le petit malade est apporté sur la table d'opération en état de mort apparente, que l'on opère et que l'on ramène quelquefois à la vie après dix à quinze minutes de respiration artificielle. Cette comparaison n'est pas absolument vraie, car la trachéotomie est une opération rapide au contraire de la laparotomie qui exige un temps assez long, des manœuvres délicates et un traumatisme plus profond. Cependant l'opéré de Priddy qui avait reçu un coup de feu dans l'abdomen, qui avait fait 4 milles à cheval malgré sa blessure, et qui fut opéré 108 heures après le traumatisme, était dans un état de collapsus accentué et de shock profond. Malgré la gravité de ses blessures, plaie du côlon et du jéjunum, malgré la péritonite violente (on trouva à la laparotomie une grande quantité de sang et de pus dans le ventre), l'opéré guérit.

L'issue de gaz et de matières fécales par la plaie commande l'intervention immédiate ; personne ne le contredit. Mais ce phénomène est relativement rare, surtout dans les plaies pénétrantes par armes à feu, dont les bords sont contus et ne permettent qu'exceptionnellement le passage des gaz et surtout des matières.

Pour que l'issue des gaz se produise par le point de pénétration d'une balle de revolver de petit calibre dans la paroi abdominale, il faudrait que la plaie intestinale soit tout à fait en rapport avec la plaie de la paroi ; il faudrait que pendant le transport du blessé, pendant les mouvements variés qu'exigent le déshabillement et la mise au lit, il faudrait, dis-je, que l'intestin ne se soit pas déplacé. Nous pensons même que cette issue de gaz par la plaie exige des conditions particulières pour être possible. Il faut par exemple que des adhérences aient rendu constant le contact immédiat de la blessure de l'intestin avec la plaie de la paroi. Mais ces adhérences qui, suivant les abstentionnistes, peuvent se former très rapidement, protègent peut-être la cavité abdominale contre l'épanchement des gaz et des matières fécales ; il n'y faut plus toucher de peur de rompre les adhérences providentielles, et même l'examen de la plaie d'entrée à la sonde cannelée ou au stylet peut devenir imprudent. Faut-il ne plus y avoir recours et se contenter de faire un pansement occlusif de la blessure ? Mais alors nous voilà revenus à la chirurgie ancienne, à la chirurgie antérieure à l'ère antiseptique, puisque déjà Chassaignac, nous dit Terrier, ne manquait jamais de faire le diagnostic de plaie pénétrante de l'abdomen qu'après s'être servi du stylet ou de la sonde cannelée, qu'il trempait, il est vrai, dans une solution de nitrate d'argent.

Cependant l'issue des gaz ou des matières par la plaie extérieure n'est généralement qu'un phénomène provoqué par l'exploration avec la sonde cannelée. Ce n'est que lorsque le chirurgien veut s'assurer si la plaie est bien pénétrante, que les gaz intestinaux, sortis antérieurement de la cavité intestinale pour se répandre dans la cavité péritonéale, font issue au dehors en suivant la cannelure de la sonde. Ce phénomène ne s'observera donc que lorsqu'il y aura tympanite. Le diagnostic différentiel de la tympanite et du ballonnement intestinal ne pourra guère être fait qu'au moyen de l'exploration de la sonde cannelée ; la disparition de la matité hépatique pouvant se produire aussi bien par le refoulement de la paroi abdominale par les anses intestinales paralysées et frappées de stupeur, contenant des gaz, aussi bien que par les gaz versés dans la cavité péritonéale et soulevant par leur pression la paroi abdominale.

La production des gaz intestinaux se fait abondante sans que cela soit un signe de perforation intestinale ; dans la péritonite, les anses intestinales sont distendues, le ventre est ballonné, il y a du tympanisme et non de la tympanite ; la matité du foie peut être diminuée, peut même être abolie alors que le ballonnement, après avoir refoulé les fausses côtes et le diaphragme, permet à une anse intestinale moins dilatée de s'insinuer entre le foie et les fausses côtes.

L'exploration avec la sonde cannelée sera donc au moins indispensable, si l'on craint de faire une incision exploratrice, intéressant successivement les diverses couches de la paroi jusqu'au péritoine, dont on constate alors de visu la pénétration. Et si la cannelure de la sonde cannelée laisse fuser des gaz, c'est une règle absolue, qui ne souffre aucune exception, d'intervenir immédiatement, car la plaie intestinale existe ; et il ne faut même pas discuter si la plaie de l'intestin, bien que laissant passage aux gaz, ne pourrait pas retenir les matières intestinales.

L'issue des gaz et des matières fécales dans la cavité abdominale est un danger pour le blessé ; cette assertion est indiscutable. Mais l'irruption des matières fécales ne se fait pas constamment, bien que la plaie viscérale existe.

Dans les autopsies des blessés morts de plaies perforantes de l'intestin, soit par balle de revolver, soit par coups de couteau, il arrive souvent que l'on trouve une péritonite violente, ayant produit le maximum des lésions au voisinage de la perforation intestinale, sans que pour cela on trouve des matières intestinales dans la cavité péritonéale, au milieu des anses agglutinées par les fausses membranes purulentes. Il se passe la même chose quand, dans le cours d'une laparotomie, une perforation intestinale passe inaperçue ; dans ces cas, dans de nombreuses observations, on note : sutures en bon état, plaie de l'intestin passée inaperçue ; au niveau de la plaie intestinale inaperçue, les lésions de la péritonite sont au maximum.

Par conséquent la péritonite peut débuter autour d'une plaie perforante de l'intestin sans que pour cela il y ait épanchement *appréciable* de matières intestinales dans le ventre ; et l'on comprend fort bien que l'épanchement de gaz et de matières ne se produisant pas dans tous les cas de plaies perforantes, l'exploration avec le stylet et la sonde cannelée, l'examen de l'extrémité de l'instrument introduit dans le ventre, peuvent dans certains cas être tout à fait négatifs.

Aussi beaucoup de chirurgiens veulent que l'on fasse une incision exploratrice non pas pour constater si la plaie est pénétrante, ce résultat peut être donné par la sonde cannelée, mais pour s'assurer avec le doigt de l'état des viscères sous-jacents. Ces mêmes chirurgiens recommandent de faire au niveau de la blessure de la paroi, une incision suffisante pour laisser passer le doigt, que l'on aura eu soin, naturellement, de rendre aseptique.

Nous pensons que ce procédé doit être également jugé insuffisant, et qu'il ne doit être employé que d'une façon exceptionnelle. Nous pensons que l'on doit recourir d'emblée à la laparotomie véritable, donnant une incision d'au moins 15 centimètres. La laparotomie seule permet de *voir* ce que l'on fait, de se rendre compte de visu de l'état des viscères ou de la présence d'un épanchement sanguin. Dans ces cas-là, les yeux ne sauraient être remplacés par le toucher. Il suffit d'avoir introduit un ou deux doigts dans un ventre par une petite incision pour se rendre compte combien les sensations du toucher sont confuses.

L'exploration digitale est suffisante dans les laparotomies entreprises en vue d'enlever des poches kystiques de salpingo-ovarites, car ici il y a une différence de consistance entre les diverses parties que l'on prend entre les doigts ; mais dans les plaies perforantes, pas de changements de consistance pour mettre sur la voie ; on est un peu perdu au milieu des anses intestinales donnant toutes la même sensation, et on peut mettre le doigt sur une perforation sans en avoir conscience, à moins que le doigt retiré ne rapporte une trace indéniable de l'ouverture intestinale. Le toucher digital par la plaie abdominale suffisamment agrandie peut rendre cependant quelques services pour explorer le foie ou la rate, organes résistants, en rapport immédiat avec la paroi, sur lesquels le chirurgien peut reconnaître une encoche, un trou, une déchirure plus ou moins étendue ; cependant il ne faut pas croire que ces renseignements seront facilement donnés par le doigt ; il le faudra exercé, habitué à sentir les moindres dépressions ; et encore faut-il se demander si toujours les renseignements seront exacts.

Dans l'observation 83 des plaies pénétrantes par arme blanche, Dalton rapporte le fait suivant : Un homme de 27 ans est blessé, une heure avant son admission à l'hôpital, dans la région lombaire gauche. Trois pouces d'épiploon faisaient hernie ; la plaie fut suffisamment agrandie pour permettre le refoulement de l'épiploon, en même temps que l'exploration digitale. Le toucher ne fit découvrir aucune perforation de l'intestin. L'état général du malade était si bon que Dalton fut conduit à penser que l'intestin n'avait pas été touché, et qu'il n'y avait pas lieu de faire la laparotomie. Quinze heures après l'accident une péritonite septique s'était déclarée. Dalton fit alors la laparotomie. La péritonite était intense ; il y avait un épanchement de sang et de matières fécales, foyer qui n'avait pas été atteint ou trouvé par le doigt explorateur ; il y avait enfin une blessure de la dernière portion du côlon. Le blessé mourut de péritonite et de shock opératoire. Et Dalton ajoute : « La mort fut le résultat bien mérité de ma timide, hésitante et peu chirurgicale intervention. Si j'avais ouvert hardiment le ventre, et fait mon inspection de visu, je crois qu'une vie de plus aurait été sauvée, et je n'aurais pas eu cette humiliante confession à faire. »

La laparotomie véritable, avec une incision d'au moins 15 centimètres, faite sur la ligne médiane, au-dessus ou au-dessous de l'ombilic, suivant le siège de la blessure, n'ajoute pas de gravité à l'exploration. Quand on prend les précautions antiseptiques recommandées, une incision péritonéale de 15 centimètres ne saurait être plus grave qu'une incision de 4 ou 5 centimètres.

Reclus proclame que tous les laparotomistes se montrent satisfaits quand, dans l'ovariotomie, on n'a pas vu l'intestin ; mais dans l'ovariotomie on peut se dispenser de le voir ; il faut même ne pas le voir à moins qu'il n'existe des adhérences du kyste avec les anses intestinales ; en est-il de même dans les laparotomies pour plaies perforantes ?

Ici l'inspection est nécessaire, indispensable ; il faut *voir* la perforation puisqu'il n'y a pas d'autres moyens de la reconnaître. La manipulation est longue, délicate, tout le monde en convient ; mais le succès sera pour les plus habiles et les plus soigneux.

L'incision de la paroi permettant l'introduction du doigt dans la cavité péritonéale a été jugée tellement insuffisante, que, en 1888,

Senn crut avoir trouvé un moyen qui permettait de faire le diagnostic de plaies perforantes de l'intestin sans avoir recours à la laparotomie d'emblée. Son procédé consiste dans l'insufflation de gaz hydrogène dans le tube digestif soit par le rectum pour les plaies que l'on suppose être dans le gros intestin ou même dans l'intestin grêle, soit par la bouche pour les perforations de l'estomac supposées. Il décrit longuement sa méthode dans un article paru dans le *Journal of the American medical Association*, nº du 30 août 1890. D'abord pour établir la possibilité d'insuffler de l'hydrogène par le rectum jusque dans l'intestin grêle, il institua sur des chiens une série d'expériences pour s'assurer de la perméabilité de la valvule iléo-cæcale. Il fit d'abord des injections liquides et enfin des injections gazeuses. Avec les injections liquides, il constata qu'il est possible de franchir la valvule iléo-cæcale, mais seulement après avoir causé des déchirures de la tunique séreuse du gros intestin par suite de la distension. Avec les injections gazeuses, au contraire, il prétend arriver à une réussite heureuse sans aucun accident. Les insufflations gazeuses, essayées alors sur l'homme, lui donnèrent les mêmes résultats heureux. Ses recherches lui ont montré qu'il suffisait, pour franchir la valvule iléo-cæcale, d'une pression de 6 à 11 kilogr. sans amener de lésions des parois du gros intestin ; seulement il recommande une insufflation *lente et graduelle* ; l'anesthésie est nécessaire, et il faut avoir à sa disposition un ballon de 10 à 20 litres d'hydrogène.

Pour insuffler l'intestin grêle, Senn préfère la voie rectale malgré la présence de la valvule iléo-cæcale, et ses expériences lui ont montré qu'il était moins facile d'insuffler l'intestin par la voie supérieure en suivant le cours naturel des matières. Cependant il emploie la voie supérieure pour diagnostiquer les plaies stomacales, celles de la région pylorique, et celles de la paroi postérieure de l'estomac. Il choisit le gaz hydrogène parce que non seulement ce gaz est le plus léger des corps connus, et qu'il n'est pas toxique, mais parce qu'il possède des propriétés antiseptiques remarquables, qui peuvent jouer un rôle en prévenant le développement de la péritonite septique ! (?)

Même si le gaz ne s'échappe pas de la plaie de la paroi abdominale, chose dont on peut s'assurer en allumant le gaz au point de pénétration, la distension uniforme de l'abdomen et la disparition de la matité hépatique, en un mot la tympanite artificielle, montre que le gaz est en liberté dans la cavité péritonéale et qu'une ou plusieurs perforations existent. Si la perforation siège au-dessus de la valvule iléo-cæcale, on voit d'abord le gros intestin se dilater en entier ; l'accumulation du gaz peut renseigner sur le moment où le gaz passe dans l'intestin grêle en produisant un gargouillement. S'il n'y a pas de perforations, les anses intestinales se dilatent une à une ; le foie est soulevé et sa zone de matité, sans diminuer est remontée plus haut. La distention de l'intestin fait place à la tympanite artificielle plus ou moins rapidement suivant la hauteur à laquelle siège la perforation. Cependant Senn dit avoir pu observer que le gaz ne s'échappait pas à travers de petites perforations, qui peuvent guérir spontanément et à travers lesquelles le contenu de l'intestin, liquide ou gaz, ne peut s'échapper.

Après l'ouverture de l'abdomen, les insufflations d'hydrogène peuvent montrer de nouvelles perforations que l'on n'aurait pu trouver en se guidant uniquement sur le trajet de la balle, Senn ayant pu s'assurer par des expériences sur le chien, que l'intestin blessé se déplaçait et ne restait plus en rapport avec la région qu'il occupait au moment de la blessure. Dans le cas de perforations multiples, on répétera l'insufflation après la suture de chaque perforation découverte, à travers la première perforation reconnue, et cela jusqu'à examen complet de l'intestin.

Comme on peut le penser, Senn a une grande confiance et un grand enthousiasme dans l'emploi de sa méthode ; la réputation de ce chirurgien a entraîné la conviction de ses confrères américains, et de fait elle a des partisans en Amérique. La méthode de Senn a été employée souvent ; cependant dès l'année qui suivit la communication de Senn, Morton, dans une communication à l'American medical Association, prouva qu'elle n'était pas infaillible (deux échecs sur 11 cas de la statistique de Th. Morton, 1889). Morton n'a donc qu'un médiocre enthousiasme pour la méthode « malgré son profond respect pour le Dr Senn et sa science chirurgicale ».

Si la méthode de Senn n'est pas infaillible pour découvrir les perforations intestinales, elle peut de plus conduire le chirurgien, qui se fie à elle, à négliger d'autres lésions variées, souvent aussi dangereuses que les perforations elles-mêmes. Il en est ainsi pour l'hémorrhagie intra-péritonéale accompagnant ou non des perforations intestinales; on comprend très bien, et la lecture des observations le prouve surabondamment, que la mort peut être causée autant par l'hémorrhagie que par la perforation; les blessures du foie et de la rate, et même simplement les blessures des vaisseaux épiploïques ou mésentériques, comme nous avons essayé de le montrer plus haut, suffisent pour entraîner la mort des blessés à brève échéance.

On ne peut admettre que la méthode de Sonn soit par elle-même sans danger. Elle peut provoquer l'issue des matières fécales dans le péritoine ou une rupture de l'intestin trop fortement distendu. Le shock produit par son application et le temps perdu sont des éléments à considérer. Aussi nous ne pensons pas qu'elle puisse être acceptée sans critique, et qu'elle puisse être admise dans la pratique chirurgicale.

Les diverses objections à la méthode de Sonn sont les suivantes:

1° L'insufflation rectale expose à l'extravasation des matières fécales à travers une perforation, alors que l'épanchement n'existait pas antérieurement. Il est facile de comprendre que la compression du gaz hydrogène dans l'intestin sous une pression de 11 kilogr. puisse provoquer une sorte de refoulement des matières intestinales, surtout si la pression intra-intestinale est inférieure à la pression exigée pour l'insufflation rectale.

Sonn prétend, il est vrai, qu'en suivant, sur un chien dont le ventre est ouvert, la dilatation de l'intestin, on peut voir l'hydrogène dilater l'intestin au-dessus de son contenu liquide, et soulever l'intestin aussi haut que le permet le mésentère, les matières intestinales restant dans la portion cavitaire adhérant au mésentère. Lorsque le gaz traverse une perforation, le siège de la perforation se trouve occuper un point plus élevé que le reste de l'intestin. Voilà ce que dit Sonn pour expliquer l'impossibilité de l'épanchement des matières dans la cavité péritonéale. Cette explication n'est pas sans mériter quelques observations: Que le gaz hydrogène, le plus léger des corps connus, nous dit Sonn, gagne les parties élevées de la cavité intestinale, qu'il soulève l'intestin aussi haut que peut lui permettre l'insertion mésentérique, cela est naturel, c'est une loi physique. Si la perforation siège au point de la circonférence de l'intestin opposé à l'insertion mésentérique, on peut également admettre que le gaz s'échappe seul par la perforation qui est, dans ce cas, sur un point élevé. Mais si la perforation siège dans le voisinage de l'insertion mésentérique, cette portion de l'intestin restant toujours et forcément dans les parties déclives à cause de la tension du mésentère, la perforation se trouvera baignée par le contenu intestinal, et il faudra une insignifiante pression du gaz hydrogène, pour que la perforation livre passage aux matières. Si la perforation était petite, si elle ne livrait pas passage aux matières pour une cause ou pour une autre, la distension du calibre intestinal l'agrandit, et l'extravasation devient par cela même plus facile.

Donc, étant donné que l'on admet que toute plaie pénétrante s'accompagne, non pas d'une façon absolue mais d'une façon générale, de perforation intestinale ou d'autres blessures des viscères intra-abdominaux ; étant donné que l'on ne peut prévoir ni le nombre, ni le siège, ni les dimensions des plaies de l'intestin, on ne peut dire si la méthode de Senn ne pourra pas être plus nuisible qu'utile en facilitant l'épanchement intrapéritonéal du contenu intestinal, et même en agrandissant une plaie qui d'abord ne livrait pas passage aux matières, ou en provoquant une rupture dans une portion de l'intestin dont la tunique séreuse et la musculeuse avaient été d'abord seules intéressées par le traumatisme.

Th. Morton nous dit que la méthode de Senn n'est pas infaillible, et que 2 fois sur 11 cas, elle ne put dévoiler une perforation qui existait cependant et qui fut trouvée à l'autopsie. Dans une observation rapportée par Senn, l'insufflation d'hydrogène n'avait donné aucun résultat. Le blessé mourut de péritonite. On trouva à l'autopsie une perforation obstruée de débris alimentaires. Un corps étranger obstruait donc la perforation. Mais cette circonstance doit être bien rare; dans le cas particulier, il s'agissait d'une perforation siégeant sur l'estomac. Aussi Senn recommande-t-il d'évacuer le contenu de l'estomac par un vomitif avant d'employer l'insufflation gazeuse. Voilà qui complique singulièrement la méthode déjà longue par elle-même. Un blessé est porté à l'hôpital avec une plaie pénétrante de l'abdomen ; pour savoir si la plaie est compliquée de lésions viscérales, il faut d'abord vider son estomac, l'endormir, lui insuffler de l'hydrogène d'une façon lente et graduelle, et tout cela pour arriver à quel résultat ? Pour arriver ou bien à ne pas dévoiler une perforation qui existe, ou bien à déprimer et fatiguer le malade par le shock qui doit suivre certainement cette préparation. Et pendant ces manœuvres qui prennent du temps, qu'il faut faire d'une façon lente et graduelle, une hémorrhagie intra-abdominale peut exister et exige une intervention rapide ; et si par hasard l'hydrogène dévoile une perforation, et si le chirurgien se décide seulement alors de faire la laparotomie, le blessé se trouve, par suite du temps perdu, dans un état de résistance bien moindre qu'antérieurement.

En résumé, la méthode de Senn est trompeuse, trompeuse comme les autres symptômes des plaies viscérales intra-abdominales, et de plus elle peut être dangereuse. Elle est donc inférieure à la laparotomie d'emblée, d'urgence, qui seule peut donner des renseignements précis, et qui, proportions gardées, offre moins de danger si l'on n'attend pas pour la faire l'évolution des accidents consécutifs.

Un des symptômes tardifs d'une plaie intestinale est fourni par la péritonite septique causée par la perforation. Cette péritonite est variable dans son mode d'apparition et dans son intensité. Mikulicz distingue deux formes de péritonite par perforation. Tantôt la péritonite affecte la forme aiguë et suraiguë, où l'infection se fait en totalité, d'un seul coup et rapidement, comme dans le fait rapporté par Nélaton, où la péritonite existait intense quatre heures après le traumatisme ; c'est la péritonite diffuse septique. Tantôt elle affecte la forme subaiguë, forme dans laquelle le foyer d'infection, d'une virulence plus faible, est d'abord limité par des adhérences péritonéales et où la propagation se fait seulement de proche en proche ; c'est la péritonite fibrino-purulente progressive.

Dans le premier cas, les symptômes qui appartiennent en propre à la péritonite septique succèdent sans transition aux phénomènes du collapsus du début, en se confondant avec eux. Il n'y a pas de signes bien nets qui distinguent ces deux ordres de phénomènes l'un de l'autre. La température ne donne aucun renseignement ; normale ou abaissée après le traumatisme, elle peut rester au-dessous de 37° alors que la péritonite est diffusée dans toute la cavité péritonéale ; la respiration devient peut-être plus accélérée et plus gênée, le pouls plus rapide et plus difficile à compter, le facies est plus grippé. Mais lorsqu'il n'existe pas une détente qui succède au shock et qui précède l'évolution péritonitique, rien dans ces cas-là ne peut déceler avec sûreté le début de l'infection du péritoine.

D'autres fois le début de la péritonite est insidieux chez des blessés qui n'avaient présenté aucun phénomène général ni local. Les signes ne sont pas très caractéristiques ; et avant qu'ils soient nettement établis, l'infection est complète. « Si on attend les premiers signes de la péritonite, dit M. Nélaton, ce n'est pas le début de l'inflammation que la laparotomie découvre, mais les lésions les plus avancées. » Et plus loin il ajoute : « Si d'une part attendre pour agir les signes avant-coureurs de la péritonite est un leurre, puisque ces signes peuvent n'éclater que lorsque l'inflammation est déjà confirmée ; d'autre part, dans certaines circonstances ces signes avant-coureurs sont de mauvais guides de l'intervention puisqu'ils conduisent parfois à faire la laparotomie pour des cas où l'intervention n'est pas nécessaire. »

Et en effet dans le tableau des plaies pénétrantes de l'abdomen par armes à feu traitées par abstention que publient Reclus et Noguès, sur 91 observations, on trouve 18 cas où des symptômes très nets de péritonite apparurent à époque variable après le traumatisme. Sur ces 18 cas, 16 guérirent par le traitement médical seul, 2 seulement moururent. Dans ce mémoire publié par Reclus et Noguès dans la *Revue de chirurgie* de 1890, les auteurs conseillent cependant d'ouvrir le ventre dès qu'apparaissent les premiers signes de péritonite ; cependant en ne s'en tenant qu'aux résultats fournis par cette statistique, il nous semble que c'est le contraire qu'ils auraient dû conseiller. D'ailleurs M. Reclus est revenu, depuis 1890, sur sa première opinion, et aujourd'hui il soutient que, lorsque la péritonite est confirmée, l'indication de la laparotomie n'est pas formelle, la guérison pouvant encore survenir.

Si on consulte en effet les tableaux statistiques où l'opération a été faite lorsque la péritonite était tout à fait confirmée, les résultats ne sont guère encourageants. Sur le total des observations que nous publions, nous trouvons, pour les plaies pénétrantes de l'abdomen par armes à feu, les observations 4, 20, 32, 48, 50, 60, 90, 95, 101, 107, 153, 154, où les malades furent laparotomisés, alors que la péritonite était franchement déclarée avant l'opération. Tous ces blessés moururent.

Dans les observations des plaies pénétrantes par armes blanches, les nos 7, 9, 51, 83, moururent également après la laparotomie faite en pleine péritonite.

De même pour les observations 4, 6, 9, 13, 25 des plaies de la vessie.

Pour les contusions abdominales graves, où l'intervention se fait plus tard et la main forcée, parce que l'absence de la pénétration abdominale et l'ignorance absolue de l'état des viscères abdominaux rendent les chirurgiens encore plus réservés et plus indécis, la péritonite bat souvent son plein lorsqu'on se décide à intervenir. Nous voyons la péritonite confirmée dans les observations 1, 2, 3, 4, 12, 15, 21, 23, 25 et 27. De ces blessés, tous moururent après l'opération, sauf celui qui fait le sujet de l'observation 25.

On voit par là la gravité exceptionnelle que prend la laparotomie lorsque le chirurgien se décide d'attendre, pour ouvrir le ventre, les symptômes du début de la péritonite. En effet lorsqu'il y a péritonite, l'infection est déjà profonde, et ce n'est pas après avoir fait passer 10 et même 20 litres d'eau stérilisée dans le ventre, ce n'est pas après avoir épongé et nettoyé le plus minutieusement et le plus complètement possible le péritoine, qu'aucun chirurgien pourra se vanter d'avoir enlevé tous les produits septiques et tous les lambeaux infectés. La désinfection complète est impossible dans ces cas-là ; et forcément il reste quelques colonies microbiennes qui ne demandent qu'à s'étendre. De plus l'opération est rendue plus longue et plus pénible, la recherche des lésions et la réparation des perforations se font avec beaucoup plus de peine ; et le chirurgien doit s'estimer heureux si, une fois les dégâts réparés, il n'est pas obligé de produire des lésions artificielles sur l'intestin pour le vider des gaz qui distendent sa cavité, et pour pouvoir enfin le réduire dans le ventre. Et puis, est-ce bien logique et bien raisonnable d'attendre l'intoxication du blessé par les produits septiques de la péritonite pour intervenir ? est-ce une conduite vraiment chirurgicale que d'agir ainsi ? Que dirait-on d'un chirurgien qui, consulté par un malade atteint d'un ostéo-sarcome du tibia au début, attendrait la dégénérescence maligne des ganglions de l'aine, pour proposer l'ablation de la tumeur ?

Voilà donc dans quelle alternative on se trouve placé. Ou opérer de suite et alors on voit les résultats favorables se multiplier à mesure que l'on opère plus vite après le traumatisme, et à mesure que les chirurgiens deviennent plus habiles dans les opérations abdominales, ou bien attendre la péritonite et faire une opération qui ne peut donner que des résultats désastreux.

Pour nous résumer, nous dirons que les indications de la laparotomie pour les traumatismes abdominaux sont peu nombreuses mais bien nettes. Dans la plupart des cas, elles se réduisent à celle-ci : la preuve de la pénétration de la cavité abdominale.

Quant aux contre-indications à la laparotomie d'urgence, il est plus difficile et aussi important de les bien poser. Nous pensons qu'il vaudrait mieux ne pas intervenir d'urgence tant qu'il existe un shock profond, à moins qu'il ne soit produit par une hémorrhagie, auquel cas le devoir du chirurgien est d'intervenir même in extremis. La détermination à prendre sera des plus délicates, car nous avons vu que les signes d'hémorrhagie interne ne sont pas toujours absolument caractéristiques et que souvent ils se confondent avec les phénomènes du shock.

Lorsqu'un chirurgien est appelé auprès d'un blessé atteint de traumatisme abdominal, si les conditions matérielles sont très défavorables, si par exemple il est appelé la nuit, et s'il n'a pas sous la main le nombre d'aides suffisant, il ser autorisé à temporiser ; mais pour peu que l'opération soit possible, elle doit être faite au plus tôt après le traumatisme. Il n'y a pas de règle de conduite qui ne soit mieux justifiée que celle-là par l'étude des faits.

Contusion abdominale.

Nous traiterons les contusions de l'abdomen, non pas pour faire une étude complète, ce qui nous entraînerait trop loin, mais seulement pour montrer qu'il est des cas, et ils forment la majorité, dans lesquels il est impossible au début de poser un diagnostic précis. D'abord quand le chirurgien se trouve en présence d'un malade atteint de contusion abdominale, son premier soin sera de s'enquérir dans quelles circonstances a eu lieu le traumatisme; il devra approfondir autant que possible la violence du traumatisme, la direction du coup porté, et le siège exact de la portion abdominale atteinte. Ici ce n'est plus comme dans les plaies pénétrantes, où la pénétration suffit à indiquer une laparotomie d'urgence; les ténèbres sont encore plus épaisses, et il est encore plus difficile de se faire une ligne de conduite. Par suite des statistiques de Beck et de Moty, on peut dire que dans certaines contusions violentes, comme des coups de pied de cheval, atteignant l'abdomen à pleine volée, les lésions viscérales n'existent que dans le tiers des cas. Par contre, il faut dire qu'il existe de nombreuses observations dans lesquelles on voit le blessé emporté par une péritonite aiguë traumatique, et à l'autopsie duquel on n'a pas trouvé de lésions perforantes de l'intestin, de blessures de la vessie, ou d'autres organes, pouvant expliquer l'origine de l'infection de la séreuse.

S'il faut s'appuyer, avant de prendre une décision thérapeutique, sur la violence du traumatisme, il ne faut pas oublier que d'autre part des chocs portés sur l'abdomen avec une force relativement faible, que des chutes sur le ventre d'un lieu peu élevé et n'indiquant pas nettement au premier abord la probabilité d'une lésion viscérale, ont cependant causé la mort. A l'autopsie on trouvait des lésions intra-péritonéales que l'on était loin de soupçonner. Le diagnostic différentiel entre la contusion simple des parois abdominales, et la contusion des viscères abdominaux, est quelquefois impossible à faire, surtout depuis que l'on sait que des péritonites peuvent éclater sans que les viscères soient atteints. Dans ces circonstances-là il faudra tenir grand compte des symptômes fonctionnels, et de l'état de l'abdomen. Pour peu que celui-ci soit tendu et météorisé, pour peu que la douleur abdominale s'accompagne de vomissements persistants, il faudra craindre la blessure des viscères abdominaux.

Les contusions de l'abdomen peuvent intéresser tous les organes contenus dans la cavité. La portion la plus exposée est l'intestin grêle, les organes protégés par le squelette risquant moins que ceux qui ont comme couverture protectrice la paroi abdominale molle et dépressible. La vessie semble faire exception à cette règle; et cet organe se trouve assez fréquemment déchiré par des fragments du pubis fracturé, soit dans les chutes d'un lieu élevé, soit dans les écrasements, ou les éboulements.

La contusion abdominale s'accompagne généralement de symptômes de dépression marquée, même quand il s'agit de contusion abdominale simple. Cet état est causé autant par l'ébranlement des plexus nerveux abdominaux que par l'hémorrhagie, et la distinction de la part qui revient à l'hémorrhagie (qui réclame une intervention rapide) et de celle qui revient à l'ébranlement nerveux n'est pas facile à faire. Dans les deux cas, la dépression générale du blessé est la même : face pâle, respiration difficile, rapide et entrecoupée, pouls petit, dépressible ; extrémités refroidies.

Le temps donne le meilleur signe différentiel ; si cet état ne se prolonge pas, on a des chances d'avoir affaire à une commotion nerveuse des plexus abdominaux ; si au contraire il persiste au delà de quelques heures, on a le droit de craindre une hémorrhagie intrapéritonéale.

Cette distinction n'a encore rien d'absolu. Il peut arriver, en effet, que les symptômes de dépression du début, dus uniquement à la commotion nerveuse, soient suivis à bref délai des signes dus à une péritonite suraiguë, ainsi qu'on peut également l'observer pour les plaies pénétrantes de l'abdomen. Les vomissements deviennent plus fréquents, contenant plus de bile ; le ventre devient plus tendu et plus sensible, les traits se tirent davantage. Mais lorsque le blessé est dans cet état-là, la péritonite est déjà depuis longtemps déclarée, et l'intervention ne peut, comme pour les plaies pénétrantes, donner que des résultats médiocres.

La laparotomie faite pour les contusions de l'abdomen n'a pu donner encore des résultats bien encourageants, car elle est faite, dans la majorité des cas, trop tard après la constatation bien établie de la péritonite. Il est probable que les chirurgiens, devenant de plus en plus convaincus de l'innocuité de la laparotomie, faite dans de bonnes conditions, c'est-à-dire lorsqu'on la fait au moment où le blessé a pu être remonté et qu'il ne présente plus les signes inquiétants d'un shock profond, il est probable qu'ils opéreront plus tôt et que les malades bénéficieront davantage de l'opération.

D'après les observations que nous publions, nous trouvons cinq cas qui ont été opérés dans les 10 heures qui ont suivi le traumatisme. Trois blessés ont guéri, nos 16, 19, 25.

Au contraire, lorsque les blessés ont été opérés 20 heures et au delà après le traumatisme, les résultats sont moins brillants, je dirai même, peu encourageants.

Sur 18 cas, nous comptons trois guérisons ; tous les autres malades étant morts de péritonite existant déjà au moment de l'opération, ou de shock, ou de ce que l'on n'avait pas aperçu toutes les lésions. Par conséquent, en voulant attendre la péritonite pour intervenir on diminue les chances de succès au point que la mortalité atteint, d'après nos observations, le chiffre de 83,8 0/0. Malheureusement, dans bien des cas on est forcé de rester en expectative, et d'attendre l'explosion des phénomènes péritonéaux : expectation nécessaire, mais dangereuse aussi. On peut attendre lorsque quelques heures après le traumatisme, les symptômes ne sont pas inquiétants, lorsque rien, dans l'état général du blessé, dans l'état de l'abdomen, ne laisse présumer des lésions viscérales graves. Cependant même lorsque les symptômes du début ne sont pas alarmants, il faut dans tous les cas réserver son pronostic, même plusieurs jours après le traumatisme. Certaines contusions de l'abdomen ne produisent pas tout de suite une rupture de l'intestin ; il en est qui causent une déchirure insignifiante, mais qui peut s'agrandir par la dilatation de l'intestin paralysé, ou qui produisent une eschare des parois intestinales, qui, lorsqu'elle se détache, cause une perforation mortelle, à moins que la partie sphacélée soit entourée de fausses membranes épaisses et solides.

En résumé, dans la grande majorité des cas, aucun symptôme ne peut, quelque temps après le traumatisme, donner une indication précise, et le diagnostic reste souvent en suspens jusqu'à l'explosion des phénomènes péritonéaux. Même quand la péritonite éclate, on ne peut affirmer l'existence de lésions viscérales, la péritonite pouvant survenir en leur absence. Il est donc interdit de chercher à donner une formule s'appliquant au diagnostic des degrés divers des lésions intestinales. On n'a pas à compter sur un symptôme caractéristique, et l'on doit se faire une opinion d'après l'ensemble des symptômes, envisagés aussi bien au point de vue de leur marche que de leur intensité (Jalaguier).

L'observation suivante, due à Heath, montre que la péritonite peut survenir alors que l'intestin est intact. Nous pensons que le blessé, qui fait le sujet de cette observation, aurait pu bénéficier d'une intervention faite le 30 juin, le lendemain du traumatisme.

HEATH. — *Contusion de l'abdomen. Pas d'opération. Mort. Autopsie.* — Homme de 30 ans, renversé par un cab le 29 juin 1888. La roue passa sur la partie supérieure de l'abdomen. Le blessé fut immédiatement transporté à l'hôpital ; il était pâle ; le pouls radial à peine perceptible, les extrémités froides. Pas de sensibilité dans les flancs ou la poitrine. Bouteilles chaudes aux jambes ; brandy par la bouche, le rectum, la voie sous-cutanée. Le blessé, revenu à lui une 1/2 heure après, accusait une sensation de constriction à l'épigastre et de la sensibilité à droite de la ligne médiane. Soif vive ; urines normales retirées par le cathétérisme ; dans les vomissements, un peu de sang brunâtre. On suspend l'alimentation par la bouche.

30 juin. Température 96° Fahr. Pouls 96. La douleur abdominale persiste. 7 vomissements. Morphine. Glace.

3 juillet. Sensibilité abdominale généralisée.

Le 5. Ictère. Pas de bile dans l'urine.

Le 8. Vomissements alimentaires et de sang altéré.

Le 12. Vomissements fécaloïdes, tympanisme. Mort 14 jours après l'accident.

Autopsie : Le côlon transverse et l'intestin grêle étaient de couleur gris foncé et distendus par les gaz. L'épiploon était presque noir. Entre le diaphragme et la face supérieure du foie, on trouve une cavité contenant de la bile et dont les parois étaient formées par des caillots ; une large déchirure occupait tout le lobe droit du foie en arrière ; elle était profonde de deux pouces 1/2, et était remplie de bile et de caillots sanguins. La partie du foie située en avant de la déchirure avait perdu de son apparence lobulée et était friable et jaune pâle. L'iléon à 6 pouces de sa terminaison était coloré par un épanchement sanguin. En ce point les intestins étaient agglomérés par un exsudat récent. Pas de perforations intestinales. Tous les autres organes étaient sains.

Cette observation de Heath est remarquable par la longue survie du malade, bien que l'état général se soit montré désespéré dès le début. Le traumatisme causé par le passage, sur l'abdomen, d'un cab qui est une voiture relativement légère, avait été suffisant pour provoquer une déchirure très étendue du foie. Le collapsus du début paraît devoir être rapporté à l'hémorrhagie accompagnant normalement les lésions hépatiques. Malgré l'absence de lésions intestinales, qu'on aurait été en droit de suspecter à la suite des symptômes observés, une péritonite aiguë s'était déclarée et a emporté finalement le malade.

Toute la thérapeutique médicale a été employée dans ce cas et sans succès. La lecture attentive et la critique de l'observation du malade permettent au contraire d'affirmer que le traitement chirurgical aurait été le seul duquel le malade eût pu tirer quelque bénéfice, la laparotomie d'urgence aurait seule permis d'abord de se rendre compte des lésions, ensuite d'arrêter l'hémorrhagie, de remédier aux lésions permettant l'épanchement de bile intrapéritonéal, enfin de suturer la plaie du foie.

La laparotomie, dans ce cas particulier, aurait-elle dû être faite dès l'arrivée du blessé à l'hôpital ? Nous ne le pensons pas. Au moment de son admission à l'hôpital, le blessé était dans un état désespéré ; il était pâle, le pouls à peine perceptible, les extrémités froides, etc. L'indication pressante était de le réchauffer, de le remonter par tous les moyens usités en pareil cas. Mais dès le lendemain matin, l'état général s'était amélioré, le blessé pouvait répondre aux questions qu'on lui posait, la température marquait 96° Fahr. Le pouls qui était à peine perceptible la veille, pouvait se compter et donnait 96 pulsations par minute, c'est-à-dire presque un chiffre normal. En ce moment, la laparotomie s'imposait, et restait la seule ressource pour sauver la vie de cet homme.

Laparotomie et opérations abdominales nécessitées par l'état des viscères dans les traumatismes abdominaux

Avant d'entreprendre la laparotomie, nous avons dit qu'il fallait s'assurer si la plaie, produite sur la paroi par la lame d'une arme blanche ou par la balle de revolver, était pénétrante. Cette constatation se fait le plus souvent au moyen de la sonde cannelée qui pénètre directement dans le péritoine quand le coup de feu a été tiré à peu de distance. Mais il arrive que le trajet de la plaie de pénétration est plus ou moins oblique ou plus ou moins irrégulier, que la sonde cannelée n'est plus suffisamment longue pour parcourir toute l'étendue de la plaie de la paroi; il faut alors faire une incision exploratrice faite en vue de s'assurer simplement de la pénétration péritonéale.

On recommande de faire cette incision exploratrice en s'aidant de la sonde cannelée pour se guider à travers les différentes couches de la paroi abdominale. Cette précaution n'est pas inutile, surtout quand il s'agit de plaies déchiquetées, produites par des projectiles de faible diamètre, ayant peu de force de pénétration, et qui peuvent dévier facilement de la ligne droite en rencontrant les plans aponévrotiques de la paroi. L'usage de la sonde cannelée est nécessaire dans ces circonstances; on ne devra jamais s'en passer sous peine de s'égarer. On incisera couche par couche au niveau du point atteint par le projectile, en ayant soin de régulariser la plaie, et de la désinfecter à mesure que l'on arrivera dans la profondeur. La plaie ayant été reconnue pénétrante, on doit procéder immédiatement à la laparotomie médiane.

Même lorsque le traumatisme a atteint l'abdomen sur les parties latérales, il est nécessaire, sinon indispensable de faire une incision médiane. Il m'est arrivé d'assister à des opérations abdominales où, à cause du siège de la partie malade, on avait pensé qu'une incision latérale serait plus commode parce qu'elle se rapprochait des parties que l'on devait explorer. Dans tous les cas, j'ai vu les chirurgiens plus ou moins gênés dans leurs manœuvres ; et il est à considérer que dans les traumatismes abdominaux on n'est jamais sûr de trouver les lésions intestinales au niveau du point frappé.

C'est une assertion vérifiée par un grand nombre d'expériences, particulièrement par celles de Senn. De plus, quand on entreprend une laparotomie, on doit être convaincu de la nécessité absolue de faire une opération complète, c'est-à-dire de la nécessité pour le chirurgien d'examiner attentivement toutes les anses intestinales, de passer en revue les organes abdominaux et de fouiller tous les recoins de la cavité abdominale. L'incision faite sur la ligne blanche, au-dessous ou au-dessus de l'ombilic, ayant un minimum de 15 centim., peut seule donner un jour suffisant pour faire cette exploration. L'incision doit être faite longue délibérément ; dans les opérations faites en vu de traiter les traumatismes abdominaux, l'indécision est un malheur, car elle entraîne de la perte de temps ; et tout le monde reconnaît la nécessité d'aller vite tout en allant sûrement.

L'incision faite, il y a deux moyens pour explorer les lésions intestinales. Celui qui nous paraît le meilleur est celui qui consiste d'aller de suite au niveau de l'anse intestinale en rapport avec la plaie de pénétration, et de partir de là pour faire les recherches. On attire cette anse au dehors du ventre, et on passe une anse de fil dans le mésentère, qui servira comme point de repère. Il vaut mieux se servir d'une anse de fil qu'on laissera longue, que d'une sonde cannelée qui perfore le mésentère, mais qui n'est pas maintenue et qui peut glisser pendant les manœuvres opératoires.

On dévide l'intestin en partant de ce point de repère et en déroulant d'abord les anses supérieures ou les anses inférieures. D'autres chirurgiens prennent le cæcum comme point de repère, et partent de la valvule iléo-cæcale pour commencer leur exploration ; nous pensons que ce moyen est inférieur au précédent. Avec le premier on se rapproche d'emblée du siège présumé des lésions, surtout des lésions vasculaires ; de plus, on ne peut partir de la valvule iléo-cæcale pour commencer les recherches alors que l'incision de la paroi a été faite au-dessus de l'ombilic.

Dès le début des recherches des lésions intestinales, on peut être arrêté par l'existence d'une hémorrhagie intrapéritonéale à siège inconnu. Il faut aller de suite à la recherche du vaisseau blessé avant d'entreprendre toute autre manœuvre opératoire. On relève le tablier épiploïque que l'on examine en même temps, et on lie de suite les vaisseaux qui peuvent être blessés. Il peut arriver que l'hémorrhagie soit très abondante, et que le sang aveugle les parties lésées à mesure qu'elles sont épongées. On doit alors mettre plusieurs grosses éponges montées sur des pinces longuettes à forcipressure que l'on place un peu au hasard, mais qu'il faut presser jusque sur la paroi postérieure de l'abdomen de façon à faire une compression énergique. On retire alors les éponges les unes après les autres, et on lie les vaisseaux blessés les uns après les autres à mesure qu'ils se présentent. Quand l'hémorrhagie est trop considérable, Senn recommande de faire la compression digitale de l'aorte dans la partie supérieure de l'abdomen, de sortir l'intestin grêle hors du ventre, de l'envelopper dans une serviette ou des compresses aseptiques, d'explorer tous les points du mésentère. On met des pinces à forcipressure sur les vaisseaux qui saignent ; on peut également explorer avec plus de facilité les organes vasculaires de l'abdomen, tels que la rate, le foie ou les reins. En agissant autrement on perd un temps précieux et le blessé meurt entre les mains du chirurgien.

Les ligatures des vaisseaux doivent être faites à la soie aseptique; le catgut, se ramollissant trop rapidement, ne tient pas et permet à l'hémorrhagie de se reproduire après la fermeture du ventre. Une fois l'hémostase complètement faite, on réduit l'intestin et on commence son exploration méthodique.

Le dévidement de l'intestin doit se faire progressivement. Aussitôt qu'une anse intestinale de 15 à 20 centimètres a été examinée sur les deux faces, et en même temps la portion du mésentère sur laquelle elle est insérée, on la réduit, jusqu'à ce que l'on soit arrivé au duodénum si l'on a commencé par l'examen des anses supérieures, ou au cæcum si l'on a dévidé en premier lieu les anses inférieures. L'examen de l'intestin ainsi méthodiquement dévidé, sera fait minutieusement; le chirurgien et son aide épongeant et regardant à mesure chacun de leur côté l'anse dévidée. C'est le meilleur moyen de ne pas laisser échapper aucune perforation tout en allant vite.

Lorsqu'on rencontre une perforation, il faut s'assurer qu'il n'en existe pas une deuxième dans le voisinage immédiat. Si les perforations voisines étaient volumineuses et si leur suture devait entraîner un rétrécissement trop marqué de l'intestin, on devrait changer sa ligne de conduite, et décider de suite une résection de l'intestin. Si la perforation est isolée, si elle n'est pas trop étendue, si elle siège sur le bord libre de l'intestin, on la suture immédiatement avant de pousser plus loin l'exploration.

On peut classer les perforations de la façon suivante :

1° *Petite plaie tangentielle sur le bord libre de l'intestin.* — Il suffit alors de faire une suture séro séreuse de Lembert à points séparés, en ayant soin de faire la suture parallèlement au grand axe de l'intestin pour éviter le rétrécissement.

2° *Large plaie tangentielle sur le bord libre de l'intestin.* — On peut suturer ce genre de plaie avec la suture de Lembert, à condition que la perforation n'ait pas plus de 2 cent. 1/2 à 3 cent. de diamètre. Lorsque la perforation atteint ces dimensions, il est préférable de suturer suivant l'axe transversal de l'intestin. M. Pozzi, dans un cas, pour avoir réuni parallèlement à l'axe une perforation de 2 cent. de large sur 4 centimètres de long, eut un rétrécissement considérable (Jalaguier).

3° *Double perforation rapprochées l'une de l'autre suivant l'axe longitudinal de l'intestin.* — Dans ce cas, si les perforations ne sont pas trop considérables, on les suture séparément, ou bien on suture, après avoir fendu le pont qui réunit les deux perforations.

4° *Double perforation à égale distance du bord libre de l'intestin et du bord mésentérique.* — Il est difficile, lorsque l'intestin a été traversé de part en part, de ne pas avoir un rétrécissement marqué du calibre intestinal. Ces cas sont justiciables de la résection intestinale ou de la greffe intestinale double, telle qu'elle est conseillée par le Dr Chaput.

5° *Perforation au niveau de l'insertion mésentérique.* — Lorsqu'une plaie de 2 à 3 centim. occupe le bord mésentérique, la suture ne doit pas être faite, à cause de la coudure prononcée qu'elle déterminerait, et aussi parce que, les fils étant appliqués sur les vaisseaux qui pénètrent à ce niveau, la nutrition de la partie correspondante de la paroi intestinale pourrait être compromise. La résection intestinale devient alors nécessaire.

6° *Double perforation au voisinage du mésentère ou perforation unique ayant désinséré le mésentère.* — La résection circulaire est ici nécessaire, la mortification de la partie désinsérée ou la coudure intestinale étant impossible à éviter.

Pour les plaies de l'estomac, les sutures seront faites suivant l'axe longitudinal. Ici du reste les diminutions de calibre ne sont pas à redouter. Il en est de même pour le gros intestin.

La suture la plus employée, car elle est la plus expéditive tout en étant solide, est la suture de Lembert à points séparés. Les Américains emploient beaucoup également la suture continue à la soie, mais ils ont soin de suivre toujours le principe posé par Jobert de Lamballe de l'adossement des séreuses. Le nombre de fils à placer diffère suivant l'étendue de la perforation. Les fils ne doivent être séparés l'un de l'autre que par un intervalle minime, de 1 millimètre 1/2 à 2 millimètres. Dans quelques cas, pour assurer la solidité de la suture, et lorsque l'on n'a pas à craindre une diminution trop marquée du calibre intestinal, on peut faire deux étages superposés de suture ou la suture Lembert-Czerny.

Résection de l'intestin. — La résection intestinale est une opération qui aggrave beaucoup le pronostic des interventions faites dans les traumatismes abdominaux. On ne devra donc la faire que lorsqu'elle sera indiquée et que le chirurgien ne pourra réparer les lésions par aucun autre procédé.

M. Jalaguier donne ainsi les indications de la résection intestinale : « La résection d'une partie du tube intestinal est indiquée dans les circonstances suivantes :

1° Lorsque l'intestin traversé de part en part, présente sur chacune de ses faces une perforation ;

2° Lorsque la plaie consiste en une perte de substance comprenant le tiers ou le quart du cylindre intestinal ;

3° Lorsque la plaie, même peu étendue, occupe le bord mésentérique ;

4° Lorsqu'il existe plusieurs perforations rapprochées les unes des autres sur une même anse intestinale.

Pour le premier de ces cas, M. Chaput conseille d'éviter la résection par l'emploi de la double greffe intestinale. Dans le 2e (dimensions considérables de la perforation) ou bien on pourrait faire la greffe intestinale simple, ou bien, s'il existait une perforation sur une anse voisine, employer le procédé de l'entéro-anastomose, comme le recommandent de plus en plus les chirurgiens américains. Lorsque la plaie occupe le bord mésentérique, Senn conseille d'éviter la résection le plus possible et d'avoir recours à son procédé de la greffe mésentérique. Ce ne serait donc que dans le 4e cas, lorsqu'il existe plusieurs perforations rapprochées les unes des autres sur une même anse intestinale, que la résection serait nettement indiquée.

Lorsqu'on se décidera pour la résection, on attirera l'anse à réséquer au dehors du ventre, et on l'isolera le mieux possible avec des éponges ou des compresses de façon à éviter l'infection péritonéale par l'épanchement des matières stercorales.

Bouilly (*Revue de chirurgie* de 1883) donne, pour faire la résection, les détails suivants :

« Un ou deux points de suture seront d'abord appliqués sur les lèvres de la plaie triangulaire produite par l'excision cunéiforme du mésentère ; deux points superposés suffisent en général à rapprocher ces parties jusqu'au bord concave de l'intestin. Pour s'opposer à tout décollement mésentérique qu'il considère comme fâcheux pour la vitalité des bouts intestinaux sectionnés, Madelung, avant de commencer la suture intestinale, place des points, non seulement sur la plaie triangulaire, mais aussi sur l'endroit où le mésentère s'insère sur l'intestin, puis il fixe, par de nouveaux points, ce mésentère à la musculeuse et à la muqueuse.

Le premier point de suture intestinale, le plus élevé, est placé tout près de la nouvelle insertion mésentérique ; immédiatement après, le deuxième fil est placé, au point diamétralement opposé, qui deviendra le bord convexe de l'intestin. Ces deux fils, ainsi placés et noués, maintiennent d'emblée les bouts intestinaux dans les positions qu'ils doivent occuper et facilitent beaucoup le placement des autres fils, sans qu'on ait à se préoccuper de la nouvelle direction à donner aux bouts réséqués déjà grossièrement affrontés dans une bonne position. Les autres fils seront successivement placés, en procédant du bord concave vers le bord convexe, c'est-à-dire de haut en bas. Pour aborder la partie postérieure, il est nécessaire de relever l'anse, déjà suturée en avant.

Le placement des fils de la rangée postérieure est surtout difficile en haut, près de l'insertion mésentérique, et cependant l'opérateur doit particulièrement soigner la suture à ce niveau, car un écoulement stercoral se produisant en ce point, aurait plus de chance de se vider dans la cavité péritonéale que par une ouverture de la partie convexe.

Chaque fil doit être noué dès qu'il est placé ; sans cette précaution on juge mal du nombre des fils nécessaires et l'on embrouille leurs extrémités.

Le nombre des points de suture doit être considérable, en moyenne de 20 à 30. Les fils doivent être très rapprochés, car des points séparés par un intervalle de 2 à 3 millimètres, dans l'état de contraction, de collapsus de l'intestin, sont bientôt espacés de 6 millimètres et davantage, quand arrive le météorisme qui accompagne toujours, ne serait-ce que d'une façon temporaire, toute opération intra-abdominale. »

Il faut ajouter qu'il sera nécessaire de ne pas trop retourner en dedans les lèvres de la plaie circulaire, pour ne pas trop diminuer le calibre de l'intestin. Pour cela on aura soin de ne pas enfoncer l'aiguille à plus de 6 à 8 millimètres en dehors de la ligne de section de l'intestin.

Si deux résections de l'intestin étaient nécessaires à cause du nombre des perforations et de la variété des lésions, il vaudrait mieux réséquer d'emblée 60 à 80 centimètres d'intestin que de faire deux résections voisines l'une de l'autre. On économiserait ainsi du temps en même temps que les forces du malade.

Lorsque, malgré tout, le chirurgien aura été obligé de faire une résection de l'intestin pour réparer les lésions produites par le traumatisme, il devra dans tous les cas réserver le pronostic, la mortalité de la résection pour traumatismes abdominaux étant en moyenne de 81,3 pour cent.

Entéro-anastomose. — L'entéro-anastomose tire son indication de la pluralité des plaies de l'intestin; il faut de plus que ces plaies soient situées sur des anses différentes mais voisines l'une de l'autre, afin d'éviter les tiraillements des anses intestinales. Comme son nom l'indique, l'entéro-anastomose consiste à anastomoser les anses intestinales de façon à faire communiquer deux perforations en les suturant en regard l'une de l'autre. Trois procédés différents ont été imaginés pour faire anastomoser deux anses voisines.

A. *Le procédé de Wölfler qui consiste à accoler les deux anses à l'aide de points de suture.* — On met donc les deux anses côte à côte et parallèlement, et on les suture au point de Lembert. Il est utile de faire également une couronne de sutures à la muqueuse, et de renforcer celles-ci par un double étage de sutures séro-séreuses. Il faut également prendre la précaution, au niveau des extrémités de la ligne de suture, de fermer par deux points de Lembert l'intervalle séparant les sutures de la partie antérieure et de la partie postérieure de la perforation. On aura le soin de ne pas trop serrer les fils qui pourraient couper les tissus et rendre ainsi les sutures insuffisantes, de ne pas trop les espacer les uns des autres, ce qui permettrait la filtration des matières liquides à travers l'intervalle des points. L'entéro-anastomose par le procédé de la suture de Wölfler est très expéditive ; les sutures tiennent bien quand elles ont été soigneusement visitées ; enfin elle peut être employée aussi bien pour les perforations de moyenne étendue que pour les perforations ayant un grand diamètre. Lorsque les deux perforations mises en regard sont de petites dimensions, il peut se faire qu'avec le temps, la communication intestinale anormale soit interrompue et que les matières intestinales reprennent leur cours naturel ; ce qui, dans l'espèce, n'est qu'un avantage. Lorsque les anses ne sont pas tiraillées pour être mises en contact l'une de l'autre, on n'a guère à craindre des coudures rétrécissant le calibre intestinal ; cependant les auteurs américains recommandent de ne pas faire plus de deux entéro-anastomoses sur le même intestin.

B. *Procédé de Senn par les plaques décalcifiées.* — Ce procédé fut inventé par Senn pour obvier à l'inconvénient de l'oblitération consécutive de l'orifice de communication entre les deux anses. Nous ne décrirons pas ce procédé qui ne trouve donc pas son emploi dans l'entéro-anastomose faite pour les plaies multiples de l'intestin, et qui trouve au contraire son application lorsqu'on veut établir une communication anormale permanente entre une anse supérieure et une anse inférieure laissant dans l'intervalle le rétrécissement organique produit par une tumeur intestinale. Même, pour ces cas-là, les plaques décalcifiées de Senn ont l'immense inconvénient de nécessiter des sutures perforant complètement les parois intestinales, de ne permettre qu'une communication relativement étroite entre les deux anses accolées, de produire dans quelques cas du sphacèle des parties de l'intestin accolées, ainsi que Senn lui-même a pu l'observer quelquefois.

C. *Procédé de la pince du docteur Chaput.* — L'auteur décrit son procédé de la façon suivante : « On amène dans la plaie abdominale les deux anses que l'on veut anastomoser, et on commence par les suturer latéralement l'une à l'autre sur une hauteur de 5 à 6 cent. On les fixe ensuite toutes deux par des sutures, aux lèvres du péritoine pariétal ; on ferme le péritoine en haut et en bas, et on fait sur chaque intestin une incision longitudinale de 1 centimètre. Dans un 2e temps, on introduit par les deux orifices les mors d'un entérotome, avec lequel on saisit la cloison formée par l'adossement des deux intestins. A la chute de l'entérotome, la communication se trouve établie entre les deux anses. Dans un 3e temps, on pratique l'oblitération des orifices intestinaux. »

Ce procédé, que l'auteur emploie pour les tumeurs ou les rétrécissements de l'intestin, ne peut guère être employé dans les plaies intestinales. Il ne serait applicable que lorsqu'on voudrait provoquer la formation d'un anus artificiel avec deux anses différentes blessées et préalablement accolées l'une à l'autre.

Comme on le voit, le seul procédé à employer pour anastomoser deux anses intestinales voisines, blessées et perforées, est le procédé de la suture ou de Wölfler.

Greffe intestinale. — Enfin pour terminer cet exposé des opérations que l'on peut être appelé à pratiquer sur l'intestin, nous allons parler du procédé du Dr Chaput, dit de la greffe intestinale. Ce procédé n'a été fait que sur le chien, dans des études de chirurgie expérimentale ; nous ignorons s'il a été essayé sur l'homme. Ce qui va suivre n'est que la reproduction du travail du Dr Chaput.

« La greffe intestinale consiste à obturer les perforations avec une anse saine. On peut exécuter ainsi des sutures à deux étages sans rétrécir l'intestin. La greffe intestinale donne 100 p. 100 de guérison à la condition de ne pas attendre plus de 3/4 d'heure.

3 greffes immédiates ont donné 3 guérisons ;

10 greffes après demi-heure sur l'animal à jeun ont donné 10 guérisons ;

5 greffes après demi-heure sur l'animal, en pleine digestion, ont donné 5 guérisons.

Total 18 cas, 18 guérisons.

Ainsi donc la laparotomie même faite en pleine digestion n'aggrave pas le pronostic, du moins chez le chien.

Lorsque la greffe intestinale est faite après 3/4 d'heure, le pronostic devient sombre.

Sur 7 cas, 4 morts (58 0/0) et 3 guérisons (42 0/0).

Je dois dire cependant que j'ai guéri des animaux même après 2, 3 et 4 heures d'expectation.

On ne s'étonnera pas que le délai soit aussi court chez le chien, si l'on considère que la plupart des animaux meurent 12 ou 15 heures après une perforation intestinale traitée par l'expectation. L'homme survit en général 2 ou 3 jours ; cela prouve que le délai doit être beaucoup plus long.

Je pense que si l'on opérait chez l'homme dans les 4 heures qui suivent la blessure, et dans de bonnes conditions, on aurait une statistique presque sans mortalité.

Technique de la greffe intestinale. Il ne faut pas choisir une anse quelconque, mais l'anse blessée elle-même, afin d'éviter les brides péritonéales.

On met en regard de la perforation un point de l'anse blessée, situé à 15 ou 20 centimètres au-dessus ou au-dessous de la plaie intestinale. Il s'agit maintenant d'oblitérer la perforation par des sutures réunissant les deux anses et passant en avant, en arrière, en haut et en bas de l'orifice en question.

Les sutures postérieures sont placées parallèlement au grand axe de l'intestin, car autrement on serait obligé d'employer trop d'étoffe.

Chaque fil est passé dans la lèvre postérieure de la perforation, puis dans un point symétrique de l'anse intacte. On place deux étages de suture pour cette lèvre. On met également deux étages de suture en haut et en bas de la perforation, et sur des points symétriques de l'anse saine. Ces fils sont perpendiculaires au grand axe de l'intestin. On termine par les sutures antérieures qu'on exécute identiques aux postérieures et toujours sur deux plans.

Dans le cas de double perforation, lorsque l'anse intestinale est traversée de part en part, il faut faire la double greffe intestinale ; sur la perforation de droite on applique la partie supérieure de l'anse, comme il a été dit plus haut ; sur la perforation de gauche on applique la partie inférieure. Il en résulte que l'anse opérée a l'aspect d'une S italique.

Lorsqu'il s'agit d'une perforation unique au voisinage du mésentère, il est impossible de placer les sutures postérieures sur l'intestin lui-même, faute de place. Il faut prendre alors dans les sutures postérieure, supérieure et inférieure le tissu même du mésentère, à la condition toutefois de ne pas perforer les vaisseaux importants avec l'aiguille.

Enfin lorsqu'on se trouve en présence d'une double perforation au voisinage du mésentère, ou d'une perforation unique ayant désinséré le mésentère, on doit faire la double greffe. Il suffira d'appliquer deux anses saines de chaque côté du mésentère, et, pour les sutures postérieure, supérieure, inférieure, de passer les fils dans le tissu du mésentère, les sutures antérieures intéressant l'anse blessée et l'anse saine » (Chaput).

Lésions de la vessie. — Si la vessie est trouvée blessée, il faudra se comporter suivant les cas. Toujours on devra mettre un cathéter à demeure, de façon à éviter la distension de cet organe par l'urine et l'écoulement de ce liquide dans le péritoine ou dans le tissu cellulaire sous-péritonéal. Si la perforation ou la déchirure n'atteint pas de grandes dimensions, si la blessure siège sur la partie de la vessie recouverte par le péritoine, on fera une suture séro-séreuse des lèvres de la plaie, de même qu'il a été dit pour l'intestin. Si la déchirure vésicale est grande, on pourra fixer les bords de la plaie à l'incision de la paroi, et se comporter comme dans la taille hypogastrique.

Enfin il faudra surveiller l'infiltration possible de l'urine dans le tissu cellulaire sous-péritonéal, et agir de suite s'il se produisait des symptômes de phlegmon urineux.

Lésions des reins et des uretères. — Il peut arriver que les reins soient atteints par le traumatisme, que l'uretère soit sectionné par une balle. Ce genre de lésions est très grave, non seulement parce qu'elles passent facilement inaperçues, mais aussi parce qu'elles s'accompagnent souvent d'hémorrhagie abondante et qu'elles entraînent l'ablation du rein. Si le parenchyme rénal est atteint, on pourra se rendre maître de l'hémorrhagie et de la filtration urinaire intrapéritonéale en mettant des points de suture profonds ; mais si les vaisseaux du hile rénal sont lésés, si l'hémorrhagie est abondante ou bien si l'on juge que la filtration de l'urine dans le péritoine soit impossible à éviter, il faudra recourir à la néphrectomie transpéritonéale. Il en serait de même si l'on trouvait un des uretères complètement sectionné.

Lésions du foie et de la vésicule. — Les plaies du foie par coups de couteau sont dangereuses à cause de l'hémorrhagie qui accompagne habituellement ce genre de blessure. Ici on ne peut guère recommander que les moyens en usage pour se rendre maître des hémorrhagies : suture profonde de la plaie ; cautérisation de la plaie au thermocautère chauffé au rouge sombre. Tamponnement de la plaie avec de la gaze iodoformée ou saloléе dont l'extrémité supérieure ressortira par l'angle supérieur de l'incision pariétale. Si, par hasard, on trouvait une plaie étendue, ayant presque détaché un lambeau du bord antérieur du foie, on pourrait lier le pédicule de la partie blessée, et arrêter l'hémorrhagie soit par le thermocautère, soit par le tamponnement. Dans quelques cas, il sera nécessaire, pour arrêter l'hémorrhagie, de faire la transfixion de la partie saignante, de mettre une ligature en masse, et de mettre la partie blessée en contact avec la plaie pariétale.

Lésions de la rate. — Les lésions de la rate sont graves au suprême point, à cause de l'hémorrhagie qui se produit. Quand le malade n'aura pas perdu trop de sang avant l'intervention, on pourra essayer d'arrêter l'hémorrhagie par les mêmes moyens indiqués pour les plaies du foie : cautérisation au thermocautère, tamponnement. Ici on ne peut compter sur la suture profonde, à cause de la friabilité spéciale du tissu splénique. La seule ressource, si le sang ne pouvait être arrêté, serait l'ablation totale de la rate. C'est la conduite déjà suivie par Berthet (compte rendu à l'Académie de médecine, juillet 1844) qui fit la splénectomie, et qui eut le bonheur de sauver son malade, qui mourut de pneumonie 13 ans 1/2 après le traumatisme.

Observations de plaies par armes à feu.

N° **1.** — A. B. Kinloch. (*No. Car. med. Journ.*, 1882.) — Homme adulte. Intervention 11 heures après le traumatisme. Choc léger, douleur abdominale généralisée, douleur dans la région sacrée. Blessure du rectum. Laparotomie : Sang et matières fécales épanchés dans le péritoine. Cinq perforations de l'intestin, deux du mésentère. On ne trouve pas celle du rectum. Nettoyage. Sutures de Lembert. Drainage. Mort en 16 heures.

Autopsie : Une autre lésion intestinale inaperçue.

N° **2.** — Kocher. (*Corresp. für Aertze*, 1883.) — Garçon de 14 ans. Intervention 3 heures après. Collapsus ; signes de péritonite. Épanchement abondant de sang ; blessure de la grande courbure et du fond de l'estomac de 1 pouce 1/2. Sutures. Guérison.

N° **3.** — Jordan Lloyd. (*Brit. med. Journ.*, 1883.) — Femme de 19 ans. Intervention 48 heures après le traumatisme. Choc léger ; pas de vomissements. Plus tard vomissements constants et péritonite. Laparotomie : Beaucoup de liquide de couleur brune et fétide ; blessure déchiquetée de l'intestin grêle. Intestin suturé à la plaie abdominale. Mort en 1 heure 1/2.

Autopsie : Perforation du mésentère. Contusion de la vessie inaperçue.

N° **4.** — W. Watkins Seymour. (*New-York med. Journ.*, 1886.) — Garçon de 15 ans. Intervention 18 heures après l'accident. Pas de choc. Vomissements. Légère douleur le long du nerf sciatique gauche. Laparotomie : Péritonite aiguë. Trois lignes du côlon détruites ; deux blessures du mésocôlon ; duodénum épaissi. Sutures de Lembert sur toutes les plaies. Mort, 21 heures après.

Autopsie : Blessures en bon état. On n'en trouve pas d'autres.

N° **5.** — C. A. Jersey. (*Med. Record*, octobre 1886.) — Homme de 44 ans. Intervention 20 heures après. Choc intense. Douleur et sensibilité de l'abdomen. Quatre blessures de l'intestin grêle. 2 perforations du mésentère, plaie contuse du mésentère. Toutes les blessures sont suturées à la suture de Lembert. Mort en 24 heures.

Autopsie : Blessure du mésentère. Bouillie purulente dans la cavité abdominale.

N° **6.** — T. Annandale. (*Lancet*, 1885.) — Choc généralisé. Légère douleur de l'abdomen et du pelvis. Quantité de sang considérable. Cinq blessures de l'intestin grêle, deux du côlon, deux du rectum, deux du mésentère. Sutures de Lembert sur toutes les blessures. Mort en 24 heures. Il avait marché quelque temps après le traumatisme.

Autopsie : Blessures fermées. On n'en trouve pas d'autres.

Nº **7.** — F. S. Dennis. (*Med. News*, 1886.) — Homme de 23 ans. Grand choc. Beaucoup de sang. Blessure du foie et des gros vaisseaux. Abdomen rapidement fermé. Mort en 48 heures.

Nº **8.** — F. S. Dennis. (*Med. News*, 1886.) — Femme de 26 ans. Beaucoup de sang. Sept blessures de l'intestin, une du mésentère. Hémorrhagie incoercible des veines iliaques. Sutures des blessures. Mort en 48 heures.

Autopsie : Cavité abdominale remplie de sang.

Nº **9.** — A. V. Park. (*Chicago med. Journ. and Ex.*, 1885.) — Homme, 16 ans. Intervention 22 heures après l'accident. Tympanisme. Laparotomie : On trouve une grande quantité de sang. Plaie d'un 1/2 pouce de l'intestin, plus une perforation. Mort en 15 heures.

Autopsie : Peu de caillots. Péritonite. Plaie contuse du rectum.

Nº **10.** — Wm. T. Bull. (*Med. News*, 1885). — Homme, 22 ans. Intervention 17 heures après le traumatisme. Vomissements. Douleurs ; ténesme ; miction involontaire. Laparotomie : Cinq blessures de l'intestin grêle. Une blessure de la petite courbure. Sutures de Lembert. Guérison. La balle fut retrouvée au milieu des anses intestinales.

Nº **11.** — E. Andrews. (*Journ. Amer. med. Assoc.*, 1885.) — Homme adulte. Vomissements de sang abondants. Sensibilité diffuse de l'abdomen. On trouve seulement une quantité considérable de sérum sanguin. Guérison.

Nº **12.** — John B. Hamilton. (*Journ. Amer. med. Ass.*, 1885.) — Adulte, 19 ans. Laparotomie. Onze blessures de l'intestin grêle, deux du côlon. Épiploon et mésentère blessés. Sutures de Lembert. Ligature et résection de la partie de l'épiploon lésée. Suppuration pelvienne. Hématocèle évacué par le rectum le 12e jour Guérison.

Nº **13.** — T. G. Richardson. (*N. O. med. and Surg. Journ.*, 1886.) — Adulte. Intervention 9 heures après le traumatisme.

Choc considérable. Vomissements. Signes de péritonite commençante. Laparotomie : Trois déchirures de l'intestin ; une du mésentère. Sutures. Mort en 14 heures.

Nº **14.** — A. C. L. Ramsay. (*Northwestern Lancet*, 1885.) — Garçon de

7 ans. Intervention 6 heures après. Douleurs vives, vomissements abondants. Laparotomie. Beaucoup de sang ; blessures étendues du duodénum ; contusion du côlon Résection de l'intestin lésé. Sutures de Lembert. Mort en 1 heure.

N° **15**. — W. T. Bull. (*Med. News*, 1886.) — Homme de 24 ans. Intervention 6 heures après l'accident. Douleur abdominale intense. Choc. Vomissements. Matité du foie diminuée. Gaz dans la cavité abdominale. Laparotomie : Deux blessures de l'intestin grêle ; deux du côlon transverse. Épanchement sanguin dans le mésocôlon. Sutures de Lembert. Mort en 8 heures.

Autopsie : Rien de plus que les lésions trouvées à la laparotomie.

N° **16**. — W. T. Bull. (*Med. News*, 1886.) — Homme, 57 ans. Intervention 12 heures 1/2 après. Choc ; vomissements ; presque pas de douleurs. Laparotomie : Grande quantité de sang. Lobe gauche du foie presque séparé. On referme le ventre. Mort sur la table d'opération.

Autopsie : Ne révèle pas d'autres lésions.

N° **17**. — W. T. Bull. (*Med. News*, 1886.) — Homme de 25 ans. Intervention 2 heures 1/2 après. Nausées. L'abdomen paraît normal ; seulement voisinage de la blessure douloureux. Laparotomie : Deux blessures de l'intestin grêle ; trois déchirures du péritoine et du mésocôlon. Lambeaux épiploïques saignants. Sutures de Lembert. Résection de l'épiploon. Guérison.

N° **18**. — Abbe. (*Med. News*, 1886.) — Homme de 53 ans. Intervention 3 heures 1/2 après. Choc léger. Vomissements. Douleur abdominale rapide et progressive. Tympanisme. Laparotomie ; quatre blessures de l'intestin grêle. Plaie entre la vessie et le rectum. Extravasation sous-péritonéale abondante. Sutures de Lembert. Mort en 9 heures. Avait marché 2 « squares » après le traumatisme.

Autopsie : Péritonite purulente. Balle trouvée dans la vessie.

N° **19**. — F. J. Lutz. (*Weekly med. Rev.*, 1886.) — Homme de 21 ans. Intervention 10 heures après. Tympanisme du côté droit de l'abdomen. Douleur du côté gauche. Sept blessures de l'intestin grêle, quatre du mésentère. Sutures de Lembert. Ligature de l'artère mésentérique. Mort en 3 jours.

Autopsie : Péritonite purulente. Blessures en bon état.

N° **20**. — Mackeller. (*Lancet*, 1887.) — Homme de 23 ans. Intervention 30 heures après. Choc léger. Pas de symptômes de perforation intestinale. Péritonite le lendemain. Deux blessures de la partie la plus basse de la courbure. Sutures. Mort en quelques heures.

Autopsie : Pas d'autres blessures ; balle trouvée entre le rectum et la vessie.

N° **21**. — C. B. Nancrede. (*Phila. Acad. of surg.*, 1886.) — D'abord peu de douleurs et choc léger. Plus tard vomissements sanguins abondants. Perforation des parois antérieure et postérieure de l'estomac ; deux larges perforations du duodénum. Sutures de Lembert. Lavage. Mort en 8 jours. Pas d'autopsie.

N° **22**. — T. G. MORTON. (*Trans. Phila. Co. med. Soc.* 1887.) — Homme de 36 ans. Intervention 1 heure 1/2 après. Douleurs. Pas de choc. Vomissements sanguins abondants. Laparotomie : Quatre blessures de l'estomac, une du côlon transverse ; déchirure de l'épiploon. Sutures de Lembert. Mort en 6 heures.

Autopsie : Blessure et abdomen en bon état. Hémorrhagie d'une pinte 1/2 dans la plèvre gauche, provenant d'une artère intercostale sectionnée.

N° **23**. — JOHN J. SKELLY. (*Ann. Surg.*, 1887.) — Homme de 21 ans. Intervention 1 heure après. Douleur abdominale insupportable. Blessure entre l'ombilic et l'épine iliaque A. S. Hémorrhagie à l'extérieur. Laparotomie : Plaie d'entrée et de sortie du péritoine. Beaucoup de sang veineux dans la cavité provenant de la plaie d'entrée. Péritonite tuberculeuse bien marquée. Péritoine saupoudré d'iodoforme. Nettoyage de la cavité. Guérison.

Remarque : On ne trouva pas la balle ; elle était arrêtée dans les tissus péri-spinaux.

N° **24**. — T. A. G. GRAW. (*Med. Record.*, 1887.) — Femme de 24 ans. Intervention 9 heures après l'accident. Douleur dans la région iliaque droite ; dans la région lombaire et l'épigastre. Laparotomie : Deux perforations du côlon ascendant. Epanchement de matières fécales. Suture continue. Lavage. Guérison.

N° **25**. — A. R. KINLOCH. (*Med. News*, 1887.) — Homme de 27 ans. Intervention 2 heures 1/2 après. En bon état. Laparotomie : Quatre perforations de l'iléon, deux du jéjunum. Mésentère déchiré et perforé en deux endroits. Hémorrhagie de l'artère mésentérique. Beaucoup de sang frais dans la cavité péritonéale. Sutures de Lembert ; lavage ; pas de drainage. Mort en 48 heures.

Autopsie : Péritonite généralisée. Une 1/2 pinte de liquide sanguinolent dans la cavité.

N° **26**. — J.-H. PACKARD. (*Med. News.*, 1887.) — Homme de 33 ans. Intervention 2 heures après le traumatisme. Collapsus marqué. Vomissements de sang. Onze blessures de l'intestin grêle. Epiploon déchiré et saignant ; blessure de la veine iliaque externe au-dessous du ligament de Poupart. Beaucoup de sang dans la cavité. Résection d'un pouce d'intestin grêle. Sutures de Lembert aux autres blessures. Ligature de la veine iliaque externe. Nettoyage du péritoine. Double drain. Mort en 15 heures.

Autopsie : Péritonite. Balle trouvée au contact du fémur.

N° **27**. — C. KOLLOCH. (*Med. News*, 1887.) — Adulte de 15 ans. Intervention 6 heures après. Emphysème profond autour du trou de balle. Sonorité au niveau du foie. Soif; choc léger; selles sanglantes; épanchement de matières fécales et issue par la plaie. Laparotomie : Deux perforations du côlon descendant ; une de l'iléon frange épiploïque saignante ; sang et matières fécales épanchés en quantité. Sutures de Lembert ; résection de l'épiploon ; nettoyage de l'abdomen. Guérison.

N° **28**. — T. Billroth. (*Clinique de 1886, rapportée* par von Hacker.) — Femme de 63 ans. Intervention 82 heures après. Collapsus ; vomissements sanguins ; ventre gonflé et douloureux. Blessure dans le 7e espace intercostal au-dessous du sein. Laparotomie : Deux blessures de l'estomac près de la grande courbure. Beaucoup de sang coagulé dans la cavité. Incision transversale de six pouces de la ligne blanche à la 6e côte.

Résection des 6e et 7e côtes. Plaies de l'estomac. Sutures de Lembert. Nettoyage du péritoine. Drainage. On ne trouva pas la balle. Mort en 30 heures.

Autopsie : La balle avait blessé le foie et l'aorte et s'était logée dans le rein droit. Péritonite et pleurésie.

Remarque : Les vomissements avaient continué.

N° **29**. — J. M. Gaston. (*Med. and Surg. Reporter*, juin 1886.) — Homme de 30 ans. Intervention 4 jours après. Choc extrême et continu depuis le traumatisme jusqu'à l'opération. Pas de plaies intestinales. Quantité considérable de liquide sanguinolent altéré dans la cavité. On fit sept ponctions intestinales pour donner issue aux gaz. Sutures de Lembert. Nettoyage. Drainage. Mort.

Autopsie : On ne trouve pas de plaie viscérale ni la balle.

N° **30**. — S. Pozzi. (*Revue de Chirurgie*, 1887.) — Garçon de 13 ans. Intervention 8 heures après. Vomissements ; urines sanglantes ; symptômes vésicaux graves ; urine dans la cavité péritonéale. Trois perforations et trois contusions de l'intestin. Blessure de la vessie. Résection partielle de l'intestin, 20 sutures de l'intestin sur les blessures. Drainage. Mort en 52 heures.

N° **31**. — W. Keen. (*Med. News*, 1887.) — Femme de 18 ans. Intervention 8 heures 1/2 après. Blessure dans l'hypochondre droit ayant fracturé la 9e côte. Malade pâle et faible. Sensibilité de l'abdomen. Elle avait vomi un peu de sang clair. Laparotomie : Blessure du pylore ; une 2e blessure en arrière. Déchirure de la veine mésentérique supérieure ; épanchement de sang dans le mésentère. Bord antérieur du foie éraflé par la balle. Blessure d'un pouce 1/2 de l'intestin grêle. Rein gauche déchiré. Sutures de Lembert. Ligature de la veine mésentérique et d'une branche de l'artère mésentérique. Ablation du rein. Lavage.

Remarque : Mort en 14 jours. Albuminurie après l'opération. Vomissements. Abdomen en partie rouvert 12 jours après l'opération.

Autopsie : Blessures en bon état. Gangrène de l'intestin et du mésentère vis-à-vis de la blessure de l'intestin qui avait guéri.

N° **32**. — Isaac Warren. (*N. York med. Journ.*, septembre 1887.) — Homme de 18 ans. Intervention 24 heures après. Tendance aux vomissements. Choc. Signes de péritonite. Cinq perforations d'intestin grêle deux du mésentère. Péritonite généralisée manifeste. Sutures de Lembert. Lavage de l'abdomen. Double drain. Mort en 14 heures. Pas d'autopsie. Durée de l'opération 1 h. 3/4. Mort de péritonite.

N° **33**. — C. K. Briddon. (*Med. News*, 1887.) — Femme. Intervention 18 heures après. Au début : choc et vomissements. Le lendemain, en outre, tympanisme léger. Laparotomie : Deux plaies de l'estomac, une de l'épiploon. Sutures de Lembert. Nettoyage de la cavité. Drainage à la gaze. Mort en 36 heures.

Autopsie : Péritonite généralisée. 4 blessures du jéjunum méconnues. Durée de l'opération 2 heures.

N° **34**. — Jos. M. Fox. (*Med. News*, novembre 1887.) — Homme de 18 ans. Intervention 8 heures 1/2 après. Blessé dans un bon état. Léger ballonnement de l'abdomen. Douleur dans la région ombilicale. Laparotomie : Quatre perforations du côlon et du jéjunum. Déchirure de l'épiploon et du mésentère. Epanchement considérable de sang. Pas d'épanchement stercoral. Intussusception récente de l'iléon. Sutures de Lembert. Nettoyage du ventre. Réduction de l'invagination. Guérison. Durée de l'opération : 1 heure 10 minutes.

N° **35**. — Durante. (*Tr. Acad. Medicina*, Roma, juin 1887.) — Homme adulte. Blessure par coup de feu de l'abdomen. Une perforation de l'intestin grêle ; suture de Lembert. Guérison.

N° **36**. — G. S. Brown. (*Med. News*, 1888.) — Homme de 32 ans. Intervention 12 heures après. Tous les signes d'une violente péritonite. État satisfaisant. Six onces de sérum sanguin dans la cavité. Pas de lésions viscérales. Péritonite intense on ne trouve pas la balle. Abondante irrigation. Drainage. Guérison. Drain enlevé le 10e jour.

N° **37**. — Richard Douglas. (*N. York med. Journ.*, 1888.) — Adulte. Intervention 8 heures après le traumatisme. Choc intense. Douleur vive ; tympanisme ; vomissements. Quatre blessures de l'intestin grêle ; deux du côlon. Épanchement stercoral et sanguin. Sutures de Lembert. Nettoyage. Pas de drainage. Mort en 50 heures de péritonite septique. Pas d'autopsie.

N° **38**. — Charles T. Parkes. (*Annals Surgery*, novembre 1887.) — Adulte. Intervention 8 jours après. Collapsus modéré ; vomissements abondants. Cinq perforations de l'intestin. Rein gauche perforé et déchiré. Sutures. Le rein n'est pas enlevé. Mort en 24 heures d'hémorrhagie rénale.

N° **39**. — Charles T. Parkes. (*Ibid.*) — Adulte, 45 ans. Intervention 17 heures après. Matières fécales dans la plaie. Respiration thoracique ; parois abdominales dures et immobiles. Large perforation de l'intestin grêle. Grande quantité de liquide fétide. Suture continue. Irrigation boriquée. Mort en 16 heures de choc et de septicémie.

N° **40**. — De Forest Willard. (*Trans. Am. Surg. Ass.*, septembre 1888.) — Adulte, 17 ans. Intervention 4 heures après. Choc d'abord modéré ; ensuite intense et signes d'hémorrhagie. Il s'écoula par l'urèthre 12 onces de sang pur. Douleur en arrière et dans le flanc gauche. Matité dans la région inguinale et lombaire. Laparotomie : Immense épanchement de sang extra-péritonéal remontant jusqu'au rein gauche qui était perforé en son centre. Petite quantité de sérosité sanguinolente dans la cavité péritonéale. Néphrectomie. Enlèvement des caillots. Irrigation. Mort en 68 heures. Albuminurie après l'opération. Péritonite, vomissements incessants. Pas d'urémie.

N° **41**. — Sevastopoulo. (*Bull. Soc. Chirurgie*, XIII, 1887.) — Homme de 30 ans. Intervention 1 heure après. Blessé froid et pâle. Matières fécales sortant de la blessure. Large plaie ovale à l'intestin grêle. Sang et caillots dans le péritoine. Résection de l'anse blessée et abouchement. Lavage. Guérison.

N° **42**. — W. Bolles. *Boston med. and Surg. Journ.*, octobre 1888. — Femme de 34 ans. Intervention 6 heures après. Choc ; vomissements. Laparotomie : Blessure de l'estomac ; deux du jéjunum ; deux du côlon transverse ; sang et traces de matières fécales. Sutures. Mort en 6 heures.

Autopsie : Abdomen et blessures en bon état.

N° **43**. — Cupples. (*Daniel's Texas Med. J.*, VII.) — Femme de 21 ans. Intervention 1 heure 1/2 après. Grande hémorrhagie. Malade très faible. Laparotomie : quatre blessures de l'intestin grêle ; beaucoup de sang. Sutures. Mort en 5 heures.

N° **44**. — Roswell Park. (*Med. News.*, août 1888.) — Homme de 32 ans. Intervention 6 heures après. Choc intense. Deux blessures de l'intestin grêle ; une du mésentère ; grande quantité de sang. Sutures. Lavage. Mort en 53 heures. Il allait bien ; mort d'accidents de péricardite ; pas de péritonite. Blessure guérie.

N° **45**. — N. P. Dandridge (*Trans. Am. surg. Ass.*, 1887.) — Homme de 57 ans. Intervention 19 heures après. Peu de douleur ; ni de tension ; ni de vomissements au début. Plus tard, péritonite et vomissements. Choc. Laparotomie : dix blessures de l'intestin grêle. Sutures. Lavage. Mort en 43 heures.

Autopsie : Les blessures étaient parfaitement fermées.

N° **46**. — F. Lange. (*Med. News*, 1887.) — Garçon de 14 ans. Intervention 24 heures après. Ni choc ni douleur ; un peu de tympanisme et de sensibilité. Sept blessures de l'intestin grêle. Sutures. Guérison.

N° **47**. — T. Priddy. (*Journ. Am. med. Ass.*, 1887.) — Homme de 60 ans. Intervention 108 heures après. Choc profond. Douleur abdominale intense. Hoquet, pas de vomissements. Il avait fait 4 milles à cheval après l'accident. Blessure du côlon, six pouces de long. Blessures du mésocôlon, du mésentère et du jéjunum. Quantité de sang et de pus dans le péritoine. Sutures. Drainage et mèche d'iodoforme. Guérison.

Remarque. Il fut mis presque mort sur la table d'opération. Durée de l'opération : 35 minutes.

N° **48**. — E. Andrews. (*Chicago méd. Journ. and Exam.*, août 1887.) — Femme adulte. Intervention 16 heures après. Signes de péritonite. Une blessure intestinale. Beaucoup de sérosité sanguinolente. Intestin injecté et agglutiné. Mort, pas d'autopsie.

N° **49**. — Trélat. (*Gazette des hôpitaux*, avril 1888.) — Femme adulte. Intervention 22 heures 1/2 après. Choc ; météorisme. Laparotomie : Deux blessures de l'intestin grêle. Sutures de Lembert. Mort en 20 heures. Autopsie. Cœur et foie très gros. Poumons congestionnés.

N° **50**. — Léon Labbé. (*Revue de Chirurgie*, avril 1888.) — Homme de 29 ans. Intervention 15 heures après. Collapsus. Dix blessures de l'iléon ; une du mésentère. 1/4 de litre de sang et de matières fécales dans la cavité péritonéale. Péritonite au début. Sutures des plaies ; grand lavage de la cavité. Mort en 20 heures.

N° **51**. — C. E. Case. (*Med. News*, 1887.) — Homme adulte. Deux blessures de l'intestin. Grande quantité de sang. Guérison.

N° **52**. — M. Pickett. (*Med. Press. West. N. Y.*, 1886.) — Garçon de 13 ans. Pas de choc ; pas de lésions viscérales. Guérison.

N° **53**. — C. H. Dalton. (*Ann. Surg.*, 1889.) — Homme de 29 ans. Intervention 3 heures après. Vomissements depuis le commencement de l'accident. Douleur intense à l'épigastre. Méthode de Senn (hydrogène) prouve qu'il y a des lésions. Laparotomie : Quinze perforations de l'intestin grêle. Deux résections d'intestin de 3 pouces chacune. Les autres blessures fermées par les sutures de Lembert. Mort en 1 heure. Durée de l'opération 3 heures.

N° **54**. — M. Price. (*Trans. Penn. State med. Soc.*, 1888.) — Jeune fille de 14 ans. Intervention 24 heures après. État extrêmement grave. Il s'était écoulé une grande quantité de sang par l'urèthre. Symptômes de péritonite bien marqués. Partie antérieure du foie perforée par la balle. Large trou à la partie supérieure du rein droit ; beaucoup de sang frais et de caillots. Ablation du rein droit ; lavage ; drain en verre. Pas de traitement spécial pour la plaie du foie. Guérison.

Remarque : Plusieurs abcès du foie se formèrent consécutivement et furent ouverts ou s'ouvrirent spontanément. Convalescence lente.

N° **55.** — J. B. Murphy. (*Journ. Am. med. Ass.*, 1888.) — Homme de 26 ans. Intervention 4 heures 1/2 après. Choc léger. Pas de douleurs. Onze perforations de l'intestin ; beaucoup de sang. Double suture continue au catgut sur les blessures. Lavage ; pas de drainage. Mort en 36 heures.

Autopsie : Hémorrhagie abondante intrapéritonéale provenant d'une artère rénale sectionnée. Pas de péritonite.

N° **56.** — J. B. Murphy. (*Journ. Am. med. Ass.*, 1888.) — Homme de 22 ans. Intervention 2 heures après l'accident. Choc léger. Matité à la partie inférieure de l'abdomen. Large perforation à la partie antérieure du foie. Beaucoup de sang ; l'hémorrhagie avait cessé. On enlève quatre pintes de sang ; lavage, pas de drainage. Guérison.

N° **57.** — J. B. Murphy. (*Journ. Am. med. Ass.*, 1888.) — Homme de 57 ans. Intervention 2 heures après. Pas de choc. Perforations du foie et du côlon transverse. Matières fécales et sang dans la cavité péritonéale. Sutures continues au catgut des plaies de l'intestin. Lavage. Guérison.

N° **58.** — J. B. Murphy. (*Journ. Am. med. Ass.*, 1888.) — Homme de 26 ans. Intervention 8 heures après. Il avait fait 2 milles à pied après l'accident. Choc profond. Deux blessures de l'estomac ; une du foie ; une du mésentère. Épanchement de matières alimentaires dans le péritoine. Sutures au catgut continues. Lavage. Double drainage. Mort en 14 heures

Après l'opération, on lui donne par erreur 63 centigr. de morphine ; empoisonnement par l'opium manifeste. *Autopsie* négative.

N° **59.** — A. E. J. Barker. (*Brit. med. Journ.*, 1888.) — Homme de 23 ans. Intervention 3 heures 1/2 après. Choc léger. Sensibilité de l'abdomen. Déchirure du foie ; déchirure étendue de l'épiploon. Balle trouvée dans l'épiploon. Abdomen nettoyé et débarrassé de ces caillots. Guérison.

N° **60.** — A. E. J. Barker. (*Brit. med. Journ.*, 1888.) — Homme de 37 ans. Intervention 4 heures 1/2 après. État satisfaisant. Pas de choc. Deux perforations de l'intestin ; épanchement sanguin. Résection d'un pouce d'intestin et suture circulaire continue. Lavage. Mort en 6 jours.

Autopsie : Pneumonie hypostatique ; sérosité sanguinolente et fétide dans la cavité abdominale ; résultats de la résection parfaits.

N° **61.** — N. B. Carson. (*St-Louis Cour. Med. March.*, 1887.) — Homme de 25 ans. Intervention 6 heures après. État satisfaisant [illegible]erforations de l'intestin grêle et du mésentère. Résection de 2 [illegible] Impossibilité de nettoyer la cavité péritonéale. Mort ; pas [illegible]

N° 62. — F. W. Parham. (*New Orleans Med. and Surg. Journ.*) — Homme de 34 ans. Intervention 2 heures après. Choc considérable. Perforations de l'intestin grêle, du côlon ascendant et de la vessie. Sutures. Mort.

N° 63. — F. W. Parham. (*New Orleans Med. and Surg. Journ.*) — Homme de 22 ans. Intervention 3 heures après. Choc considérable. Plaie de l'intestin grêle et de l'artère iliaque externe. Mort.

N° 64. — J. W. Heddens. (*Trans. Med. Ass. Missouri*, 1886.) — Homme de 30 ans. Grande douleur dans le flanc droit ; l'épaule et le dos. Dyspnée. Perforation du foie, un peu de sang. Morceau de drap dans le péritoine. Sang enlevé ; abdomen nettoyé. Guérison.

N° 65. — T. H. Manley. (*Med. News.*, septembre 1887.) — Homme de 30 ans. Intervention 2 heures après. Distension de l'abdomen par des gaz. Faiblesse. Deux blessures du côlon descendant ; une du mésentère. Hémorrhagie de l'artère mésentérique. Sutures de Lembert. Drainage. Guérison.

N° 66. — V. G. Thorpe. (*Lancet*, 1888.) — Femme de 39 ans. Intervention 30 heures après. Collapsus ; péritonite. On trouve des gaz dans la cavité péritonéale. Mort en 25 heures.

Autopsie : Grande quantité de sang dans la cavité. Deux perforations de l'estomac inaperçues. Plaie de l'artère mésentérique supérieure.

N° 67. — C. E. Bell. (*Brit. Med. Journ.*, 1889.) — Homme de 18 ans. Intervention 2 heures après. Choc ; douleur dans tout le ventre ; vomissements alimentaires. Sept perforations de l'intestin grêle. Sutures de Lembert ; lavage ; Guérison.

N° 68. — D. V. Dean. (*Records St-Louis City Hospital. Journ. Am. Med. Ass.*, novembre 1887.) — Homme de 16 ans. Etat très grave ; blessure de l'intestin. Sutures. Lavage. Mort.

N° 69. — H. Mudd. (*Journ. Am. Med. Assoc.*, novembre 1887.) — Garçon de 17 ans. Intervention 3 jours après. Etat satisfaisant. Plaie du foie et de l'estomac. Suture de la plaie stomacale. Mort.

Autopsie : Péritonite ; pas d'autres blessures.

N° 70. — David Prince. (*Journ. Am. Med. Assoc.*, novembre 1887.) — Homme de 30 ans. Intervention 1 heure après. Etat satisfaisant ; douleur abdominale intense une blessure du côlon ascendant. Suture. Guérison.

N° 71. — David Prince. (*Tr. Am. Surg. Ass.*, 1887.) — Adulte. Intervention 6 heures après. Plaies par armes à feu multiples. Cinq blessures de l'intestin ; deux de la vessie. Une balle faisait saillie dans le sacrum. Epanchement de matières fécales. Sutures. Irrigation partielle. Mort. Péritonite. Pas d'autopsie.

N° **72**. — LINK. (*Miss. med. Ass.*, 1887.) — Garçon de 11 ans. Intervention rapide. Abdomen perforé par un petit fragment d'éclat d'obus. Quatre perforations de l'iléon ; deux du mésentère. Sutures des blessures ; corps étrangers enlevés d'un repli du mésentère. Guérison.

N° **73**. — W. S. RODMAN. (*Am. Pract. and News*, 1888.) — Adulte de 20 ans. Intervention 2 heures après. Douleur et choc considérable. Deux blessures et perte de substance de l'intestin grêle. Blessure du foie. Hémorrhagie d'une branche de l'artère mésentérique supérieure. Beaucoup de sang dans la cavité. Suture continue de l'intestin. Pas de drainage. Mort en 23 heures.

Autopsie : Tympanisme ; injection des intestins.

N° **74**. — W. O. ROBERTS. (*Am. Pract. and News*, 1888.) — Homme de 37 ans. Intervention 2 heures après. Emphysème de l'étendue d'une main autour de la plaie d'entrée. Choc. Plus tard tympanisme et douleur péri-ombilicale. Quatre blessures du côlon. Sutures. Lavage. Drainage. Mort en 60 heures.

Autopsie : Péritonite. Le drain n'avait pas fonctionné. Alcoolique.

N° **75**. — HENRY SHERRY. (*Annals Surgery*, 1888.) — Garçon de 19 ans. Tympanisme. Trois perforations du côlon. Epanchement de sang et de matières fécales. Suture continue des plaies. Irrigation ; drainage. Guérison.

N° **76**. — S.-T. ARMSTRONG. (*Report. U. S. Mar. Hospit. service*, 1886.) — Homme de 23 ans. Intervention 3 jours après. Faible ; douleur abdominale ; choc ; ventre sensible et tendu. Péritonite intense. Pas de lésions viscérales trouvées. Drainage. Mort en 60 heures.

Autopsie : Péritonite ; blessure du foie ; beaucoup de sang.

N° **77**. — C. A. WHEATON. (*N. West. Lancet*, 1889.) — Adulte. Intervention 2 jours après. Le blessé fait 5 milles à cheval après le traumatisme. Péritonite généralisée ; le blessé paraissait devoir mourir très rapidement. Laparotomie : large blessure de l'angle du côlon ascendant. Encoche au bord du foie. Blessure du rein. Suture de l'intestin. Mort en 1 heure.

Autopsie : Une autre blessure de la paroi postérieure du côlon avait passé inaperçue.

N° **78**. — OHAGE. (*N. West. Lancet*, 1889.) — Homme de 21 ans. Intervention 7 heures après. Douleur vive ; vomissements sanguins et alimentaires, mais état satisfaisant. Deux perforations de l'estomac. Large plaie de la rate ; beaucoup de sang ; perforation du diaphragme. Sutures de la plaie stomacale. Cautérisation de la plaie, de la rate. Mort en quelques heures.

Autopsie : On trouve une autre blessure à l'estomac.

N° **79**. — BAUDENS. (*Plaies d'armes à feu.*) — Adulte. Épanchement de matières fécales ; blessure du côlon transverse. Sutures. Guérison.

N° 80. — BAUDENS. (*Plaies d'armes à feu.*) — Balle entrée à l'ombilic et sortie au niveau du carré lombaire. Deux plaies de l'intestin ; l'une ayant complètement détruit l'intestin. Résection de 8 pouces d'intestin. Sutures de Lembert. Mort au 8e jour. Pas d'autopsie.

N° 81. — F. J. LUTZ. (*Annals Surgery*, 1888.) — Homme de 30 ans. Intervention 3 heures après. État satisfaisant. Sonorité à la région hépatique. Quatre blessures de l'intestin grêle ; six du mésentère. Hémorrhagie profuse. Sutures de Lembert. Lavage du péritoine. Mort en 4 heures. Pas d'autopsie.

N° 82. — NEWELL. (*Brit. med. Journ.*, février 1882.) — Adulte. Intervention le jour suivant. Tympanisme. Coup de fusil tiré à bout portant. Blessure de 1/2 pouce ; perte de substance de l'intestin grêle. Beaucoup de sang. Bourre et lambeaux de vêtements enlevés. Sutures. Guérison. Il a rendu 29 grains de plomb par l'anus.

N° 83. — M. FREGER. (*Deut. med. Woch.*, 1886.) — Homme 19 ans. Intervention 6 heures après. Collapsus. Plaies de l'intestin grêle. Résection de l'intestin. Guérison.

N° 84. — A. C. BERNAYS. (*Pittsburg med. Rev.*, avril 1888.) — Jeune garçon de 11 ans. Intervention 10 heures après. Blessure en arrière entre la crête iliaque et la dernière côte. Une blessure de l'intestin grêle. Balle logée dans le mésentère. On retire du péritoine un morceau de vêtement. Épanchement sanguin abondant. Sutures de Lembert. Lavage. Pas de drainage. Guérison.

N° 85. — A. C. BERNAYS. (*Pittsburg med. Rev.*, avril 1888.) — Petite fille de 9 ans. Intervention 1 heure après. État satisfaisant. Trois perforations du côlon ascendant. Trois grains de plomb dans le côlon. Épanchement de sang et de matières fécales. Sutures de Lembert. Lavage. Pas de drainage. Mort en 3 jours. Pas d'autopsie.

N° 86. — H. C. DALTON. (*Ann. Surg.*, 1888.) — Homme de 22 ans. Intervention 2 heures après. Ni choc, ni douleur ; état satisfaisant. Deux perforations de l'estomac ; une du globe gauche du foie. Hémorrhagie considérable. Sutures de Lembert à la soie à l'estomac. Suture du foie au catgut. Guérison.

N° 87. — J. D. GRIFFITH. (*Ann. Surg.*, 1888.) — Homme de 26 ans. Intervention 6 heures après. Choc considérable. Trois perforations de l'intestin grêle. Caillots dans la cavité péritonéale. Sutures de Lembert. Mort. Rien de plus à l'autopsie.

N° 88. — J. D. GRIFFITH. (*Ann. Surg.*, 1888.) — Homme de 21 ans. Intervention 8 heures après. Choc considérable. Onze blessures de l'intestin grêle, deux du côlon. Plaie de 2 pouces à l'extrémité pylorique de l'estomac. Épanchement alimentaire très considérable. Lambeau du mésocôlon cousu à la plaie stomacale 122 sutures de Lembert. Mort en 11 heures 1/2.

Remarque : On ne pouvait pas suturer la plaie de l'estomac sans produire une sténose du pylore. Durée de l'opération : 4 h. 1/2. Le blessé ne revient pas lui.

N° **89.** — O. Halbert. (*Trans. Texas State med. Ass.*, 1880.) — Homme de 21 ans. Blessure du foie. Beaucoup de sang dans la cavité péritonéale. Lavage. Guérison.

N° **90.** — C. Fenger. (*Journ. Am. med. Assoc.*, 1888.) — Homme de 50 ans. Intervention six jours après. A son admission, choc léger. Résultat négatif de la méthode de Senn. Le 6e jour, collapsus et signes de péritonite. On ne trouve pas de plaies viscérales; mais une grande quantité de liquide blanchâtre, purulent, à odeur fécaloïde. Abdomen partiellement lavé ; drainage. Mort en 8 heures.

Autopsie : Plusieurs abcès localisés dans le péritoine. Intestins congestionnés. Pas de plaies viscérales.

N° **91.** — C. Fenger. (*Journ. Am. med. Assoc.*, 1888.) — Homme de 23 ans. Intervention 3 heures après. Choc. Insufflation d'hydrogène avec succès. Sang par le rectum. Quatorze perforations de l'intestin grêle ; deux pertes de substance de l'intestin. Quatre blessures du mésentère ; grande quantité de sang dans le péritoine. Deux résections de l'intestin. Sutures de Lembert. Insufflation d'hydrogène pour éprouver la solidité des sutures. Mort sur la table d'opération. Durée de l'opération : 2 heures 3/4. Transfusion de sang.

Autopsie : On trouve une autre blessure près du pylore.

N° **92.** — W. L. Schenck. (*Journ. Am. med. Ass.*, octobre 1888.) — Homme de 49 ans. Intervention 16 heures 1/2 après. Choc intense ; épuisement. Succès de la méhode de Senn. Neuf perforations de l'intestin grêle ; une du mésentère. Sutures de Lembert ; lavage. Mort en 2 heures. Durée de l'opération : 3 h. 1/2.

N° **93.** — A. P. M. Vance. (*Pittsburg med. Rev.*, 1888.) — Jeune homme. Intervention 1 heure après. Choc considérable. Pas d'hématurie avant l'opération. Six blessures de l'intestin grêle ; sang, etc. Suture continue des plaies ; drainage. Mort en 95 heures.

Autopsie : Uretère sectionné par la balle. Hématurie après l'opération.

N° **94.** — A. B. Strong. (*Pittsburg med. Rev.*, 1888.) — Homme de 20 ans. Intervention 20 heures après. Choc ; collapsus. Quatre perforations de l'intestin grêle. Cavité remplie de sang ; hémorrhagie violente. Sutures. Lavage. Drainage. Mort. Le blessé ne s'est jamais remonté. Pas d'autopsie.

N° **95.** — A. B. Strong. (*Ibid.*) — Homme de 25 ans. Péritonite généralisée. On ne trouve pas de plaie viscérale. Pas de drainage. Mort. Pas d'autopsie.

N° **96.** — J. E. Summers. (*Pittsburg med. Rev.*, 1888.) — Homme de 38 ans. Intervention 24 heures après. On trouve une plaie du foie et du rein; cavité abdominale remplie de sang. Tamponnement à la gaze iodoformée. Nettoyage de la cavité. Mort en 28 heures. Mort d'hémorrhagie secondaire. Pas d'autopsie.

N° **97.** — J. M. Barton. (*Pittsburg med. Rev.*, 1888.) — Femme de 35 ans. Intervention 24 heures après. Plaie au niveau de l'estomac; pas de lésions viscérales. Lavage. Drainage. Mort en 20 jours d'accidents septiques qui se sont étendus du trajet de la balle au péritoine.

Autopsie : Deux plaies de l'estomac.

N° **98.** — W. Mackie. (*Med. News*, 1888.) — Homme de 27 ans. Intervention 3 heures après. Vomissements sanguinolents abondants. Douleur excruciante au niveau de l'ombilic. Succès des insufflations d'hydrogène. Deux perforations de l'estomac ; deux du duodénum ; deux blessures du mésentère ; une du mésocôlon ; hémorrhagie profuse. Sutures ; lavage. Mort en 30 heures.

Autopsie : Péritonite septique. Une pinte de liquide sanguinolent dans la cavité abdominale.

N° **99.** — N. Senn. (*Med. News*, 1888.) — Homme de 72 ans. Intervention 4 heures après. Plaie d'entrée dans le 6e espace intercostal gauche, entourée d'emphysème. Fracture de la 7e côte ; vomissements sanguins ; douleurs ; collapsus léger. Succès de la méthode de Senn. Plaie d'un pouce 1/2 de la grande courbure de l'estomac ; une autre perforation de la paroi postérieure. Hémorrhagie abondante. Sutures de Lembert. Lavage. Mort sur la table d'opération.

Autopsie : La balle avait traversé le pancréas et le canal rachidien.

N° **100.** — N. Senn. (*Med. News*, novembre 1888.) — Jeune homme de 16 ans. Intervention 3 heures après. Choc léger ; douleur ; symptômes d'ascite. La balle avait passé dans les selles. Succès de la méthode de Senn. Dix perforations de l'intestin grêle ; quatre du mésentère, une de la partie antérieure du rectum. Épanchement sanguin, alimentaire et fécal. Sutures de Lembert ; lavage ; drain en verre. Guérison.

N° **101.** — N. Senn. (*Med. News*, novembre 1888.) — Homme de 18 ans. Intervention 12 heures après. Douleur et choc immédiat. Succès de la méthode de Senn. Début de péritonite. Cinq perforations de l'intestin grêle. Péritonite manifeste. Grande quantité de sang. Intestin distendu par des caillots. Quatre plaies du mésentère. Sutures de Lembert sur l'intestin. Ligature en masse des parties saignantes du mésentère. Irrigation. Drainage. Mort en 8 heures.

Autopsie : Péritonite septique généralisée.

N° **102.** — C. Fenger. (*N. Am. Practioner*, février 1889.) — Homme de

25 ans. Intervention 3 heures après. Pas de choc ; pas de douleur. Insufflation d'hydrogène négative. On ne trouve rien. Guérison.

N° **103**. — David Barow. (*Journ. Am. med. Ass.*, juin 1889.) — Homme de 31 ans. Intervention 3 heures 1/2 après. Grand collapsus. Hernie de l'épiploon ; liquide dans le péritoine. Issue de gaz par la plaie. Sept perforations de l'intestin grêle. Cinq déchirures du mésentère. Branche de l'artère mésentérique supérieure sectionnée et saignant. Sutures des plaies ; ligatures des vaisseaux ; irrigation. Mort en 3 heures, d'hémorrhagie primitive. Pas d'autopsie.

N° **104**. — David Barow. (*Journ. Am. med. Ass.*, 1889.) — Homme de 25 ans. Intervention 4 heures après. Choc léger ; vomissements, état satisfaisant. Neuf plaies de l'intestin grêle, plusieurs du mésentère. Un quart de liquide sanguinolent dans la cavité abdominale. Résection de 4 pouces d'intestin grêle ; sutures des plaies. Mort en 15 heures.

On passa 1 heure à essayer de réduire les intestins. Enfin on les ponctionna pour donner issue aux gaz. Pas d'autopsie.

N° **105**. — David Barow. (*Journ. Am. med. Ass.*, 1889.) — Homme de 26 ans. Intervention 6 heures après. Choc très léger. On ne trouve rien. Irrigation. Guérison.

N° **106**. — David Barow. (*Journ. Am. med. Ass.*, 1889.) — Homme de 25 ans. Intervention 18 heures après. Symptômes insuffisants pour diagnostiquer une blessure grave. Blessure du lobe droit du foie : voies biliaires sectionnées ; hémorrhagie hépatique ; épanchement de sang et de bile. Plaie du foie tamponnée avec de la gaze. Irrigation. Mort en 5 jours. Mort de cholémie. Pas de symptômes abdominaux. Pas d'autopsie.

N° **107**. — O. H. Allis. (In Th. Morton. *Journ. Am. med. Ass.*, 1890.) — Homme de 22 ans. Intervention 30 heures après. Péritonite intense et choc. Blessure du foie. Balle enfoncée dans la colonne vertébrale. Péritonite généralisée. Mort en 24 heures.

N° **108**. — A. C. Bernays. (*New-York med. Journ.*, mai 1889.) — Adulte. Intervention précoce. Perforations de l'estomac, du duodénum et du jéjunum. Sutures. Guérison.

N° **109**. — E. M. Moore. (*Journ. med. Press West New-York*, avril 1889.) — Homme de 47 ans. Intervention 8 heures après. Choc léger. Insuccès des insufflations d'hydrogène. Cinq perforations de l'intestin grêle ; sept du mésentère, une de l'épiploon. Résection d'une portion d'intestin renfermant trois perforations. Sutures des autres plaies. Irrigation ; drainage. Mort en 10 heures, de choc. Durée de l'opération : 2 heures 1/2. Rien de plus à l'autopsie.

N° **110**. — C. K. Briddex. (*New-York med. Journ.*, 1885.) — Homme de 20 ans. Intervention 2 heures après. Choc modéré ; hématurie. Quinze perforations de l'intestin. Résection de 1 pouce 1/2 de l'intestin grêle. Sutures des autres plaies. Mort en 36 heures. Durée de l'opération : 3 heures 1/2.

Autopsie: Blessure méconnue de la vessie.

N° **111**. — Flamerdinghe. (*Deut. med. Wochenschr.*, 25 septembre 1890.) — I. *Coup de revolver dans l'estomac et l'intestin. Laparotomie. Guérison.* — A. J..., homme de 25 ans. Balle de 7 millim. tirée à bout portant dans e ventre. Injection sous-cutanée de 2 centigr. de morphine ; transport à l'hôpital. Pas de choc, pas de météorisme, pas de signes d'hémorrhagie intra-abdominale.

Laparotomie une heure après l'accident. On constate sur la grande courbure de l'estomac, tout près de l'épiploon, une perforation de 5 millim. et une deuxième sur la partie du côlon transverse recouverte par l'épiploon. Pas d'orifice de sortie du projectile. Pas d'épanchement de sang ni de contenu intestinal dans l'abdomen. Sutures de Lembert. Durée de l'opération : une heure.

Pas de réaction post-opératoire ; alimentation rectale les premiers jours. Guérison au 22e jour.

N° **112**. — Flamerdinghe. (*Deut. med. Woch.*, 25 septembre 1890.) — II. *Coup de revolver dans le foie. Laparotomie. Guérison.* — A. Sch..., homme de 27 ans. Le 4 juin, coup de revolver dans la région épigastrique. Une heure après l'accident : pas de météorisme ni de vomissement ; choc léger ; pouls aible, non fréquent. Laparotomie. Épanchement sanguin au-devant du foie ; le projectile s'est creusé un canal dans toute l'épaisseur du lobe gauche de cet organe. L'hémorrhagie semblant arrêtée et l'état du malade étant très précaire, la plaie est suturée au plus vite sans hémostase spéciale. Après l'opération, faiblesse cardiaque, météorisme, vomissements, fièvre. Au troisième pansement, le 9 juin, on trouve sous le pansement du pus mélangé de bile.

Le patient se lève 4 semaines après l'opération et, trois semaines plus tard, s'en va guéri, mais il persiste une petite fistule biliaire.

N° **113**. — Bernays. (*Berliner klinische Wochensch.*, 4 août 1890. Congrès de Berlin.) — *Plaies multiples de l'estomac et du foie par balle de revolver. Laparotomie 3 heures après. Guérison.* — Hermann Sp..., 25 ans, reçoit une balle de revolver, calibre 32, dans le ventre, vers 11 heures du soir, le 16 novembre 1889. La balle avait pénétré à 2 pouces au-dessous et à un pouce à gauche de l'ombilic ; elle était logée dans le 7e espace intercostal, sur la ligne axillaire, immédiatement sous la peau. On pense que la balle a perforé l'estomac et le foie, puis le diaphragme et la cavité pleurale. Pouls faible, peu de choc, violente douleur dans l'abdomen ; visage pâle, presque blanc.

Laparotomie à 2 heures du matin. La gastro-épiploïque droite qui est coupée en deux et saignante est liée à ses deux extrémités. A la partie antérieure de l'estomac, première perforation à 3 pouces du pylore ; sutures de Lembert ; le patien avait mangé ; on trouva dans la cavité abdominale des morceaux du pommes de terre et des feuilles de salade ; lavage et nettoyage de la cavité péritonéale. En arrière, deux nouvelles perforations de l'estomac, suturées ensemble par le procédé de Lembert. 4e lésion de l'estomac au niveau de l'insertion du ligament gastro-hépatique, mais pas de perforation, la muqueuse est respectée. Le foie avait été pénétré par la balle au niveau de son hile ; la plaie hépatique était fermée et l'hémorrhagie arrêtée par un caillot qui fut respecté. Deux drains, l'un au-devant de l'estomac, l'autre sous le foie.

Durée de l'opération, 2 heures. Guérison complète le 20 décembre.

N° **114**. — Bernays. (*Berliner klinische Wochensch.*, 4 août 1890.) — *Perforation de l'estomac et du duodénum (non vue). Laparotomie. Mort.* — Louis B..., 22 ans ; coup de revolver, calibre 32, à bout portant dans le ventre. L'accident était arrivé le 15 décembre 1889 à 7 heures du soir ; le malade ne fut opéré qu'après un voyage de 10 heures par bateau et en chemin de fer pour se rendre à l'hôpital. La balle avait pénétré à 2 pouces au-dessus de l'ombilic et à un pouce à droite de la ligne médiane. Température et pouls normaux, pas de choc ; douleur vive, agitation.

Laparotomie : Double perforation de l'estomac en avant et en arrière, fermée par des sutures de Lembert. On ne trouve pas de perforation de l'intestin ; la balle avait pénétré dans la tête du pancréas et ne put être suivie plus loin. Le péritoine pariétal postérieur présentait un énorme hématome étendu du promontoire au médiastin. Le sang était coagulé et l'hémorrhagie semblant arrêtée, l'hématome fut respecté en raison de l'importance des organes qu'il environnait.

Durée de l'opération, une heure.

Le patient, en bon état le premier jour, fut pris le second jour de fièvre vive, tomba dans le collapsus et mourut le 17 décembre.

Autopsie : Outre les lésions précédentes, on trouve une perforation du duodénum à sa partie médiane. La balle était dans le corps de la 2e vertèbre lombaire et avait déchiré la veine rénale droite et une petite artère.

N° **115**. — Bramann. *Plaie pénétrante de l'abdomen par coup de feu. Laparotomie. Guérison.* (*Cent. f. Chir.*, n° 29, 1889.) — Un jeune homme de 26 ans reçoit une balle de revolver sur la ligne mamillaire gauche, au-dessous du rebord costal. On sent la balle au voisinage de la colonne vertébrale, près de l'épine iliaque postérieure et supérieure. Abdomen très douloureux, peu distendu ; pas d'épanchement, pas de vomissements. Au bout de 3 heures, le malade tombe dans le collapsus, et on constate l'existence d'un épanchement. On diagnostique hémorrhagie intra-abdominale, et la laparotomie est faite aussitôt. Incision le long du bord externe du muscle droit ; il s'écoule du sang liquide mêlé de caillots. Seconde incision transversale sous le bord des fausses côtes, s'étendant jusqu'au carré lombaire. Une artère et une veine du mésocôlon transverse avaient été blessées et saignaient abondamment. Anse d'intestin grêle blessée à deux endroits ; la muqueuse prolabée avait fermé l'orifice, si bien qu'il ne passait ni gaz, ni liquide. Suture intestinale. Guérison.

N° **116**. — C. F. Bell. *Laparotomie pour plaie de l'abdomen et perforation intestinale par balle.* — W. P. W.., entre à Exeter-hôpital le 30 novembre 1888, à 10 h. 1/2 du matin. Une heure avant environ, un pistolet qu'il portait dans la poche de son pantalon était parti dans la direction de la ceinture. La balle entra dans l'abdomen juste au-dessous des côtes du côté gauche ; il ressentit peu de douleur au moment de l'accident, mais fut sur le point de s'évanouir en venant à l'hôpital.

C'est un garçon bien développé, souffrant évidemment du choc, il accuse une douleur abdominale généralisée, prédominant cependant dans la région ombilicale.

Dans la région lombaire gauche, au-dessous du rebord des côtes existait une petite plaie arrondie, à bords décolorés, et d'où s'était écoulé un peu de sang. Le pouls était petit et faible ; pendant l'examen il rendit des aliments en partie digérés, mais pas de sang.

On put introduire une sonde dans la plaie, d'un pouce 1/2 environ sans rencontrer la balle. Après avoir chloroformé le malade l'on agrandit la plaie, au fond de laquelle on trouva une petite ouverture communiquant avec la cavité abdominale. L'on fit alors l'ouverture de l'abdomen sur la ligne médiane : incision commençant 1 pouce au-dessous du sternum finissant 2 pouces au-dessous de l'ombilic. Il y avait un peu de sang dans la cavité abdominale. L'intestin grêle, seul atteint, présentait sept perforations. Trois anses intestinales présentaient une double perforation, la quatrième n'avait qu'une plaie, la balle ayant dû rester dans l'intestin où il était impossible de la sentir à cause du sang épanché dans la paroi, et de matières fécales contenues dans l'intestin Je repliai en dedans les bords de chaque plaie et suturai l'une à l'autre les surfaces péritonéales, sur une petite sonde, dans le sens de la longueur, au moyen de 3 points de soie fine pour chaque plaie. Après avoir réduit l'intestin, j'épongeai la cavité abdominale, et suturai la paroi avec de la soie. Pansement iodoformée. Bandage de flanelle. Suppositoire avec un 1/2 grain de morphine. Injections de morphine toutes les 6 heures et diète d'aliments pendant les 8 premiers jours ; ensuite pendant 8 jours, alimentation légère par le rectum, puis par la bouche au bout de 16 jours.

La température atteignit 100° cent. la 2e nuit, et redevint ensuite normale ; le ventre ne fut jamais ballonné.

24 jours après l'opération on lui donna un lavement, mais il ne rendit pas la balle. Elle fut rendue cinq jours après à la suite d'un second lavement.

Le pansement de la plaie abdominale ne fut enlevé qu'après 10 jours, la plaie était fermée et les sutures furent enlevées.

Le malade sortit guéri au bout de six semaines ; il a repris son travail, sans ressentir aucun mal.

N° **117**. — Jalaguier. (*Bull. Soc. Chir.*, t. XV, p. 739.) — *Plaie pénétrante de l'estomac par balle de revolver.* — Femme de 29 ans. Coup de revolver calibre 7 à gauche de la ligne médiane, 9 centim. au-dessus de l'ombilic. Pâleur, pouls petit. Douleur épigastrique. Sonorité exagérée. Laparotomie médiane. Ablation d'un gros caillot sur la face antérieure de l'estomac.

Coronaire stomachique coupée, saignant en jet. Ligature. Large perforation de la petite courbure. Sutures. Guérison sans accident.

N° **118.** — Berger. (*Bull. Soc. Chir.*, t. XV, p. 745.) — *Plaie pénétrante de l'abdomen.* — Plaie par balle de revolver à droite de l'ombilic. État général grave. Laparotomie 1 heure 1/2 après. Suture de quatre petites perforations de l'intestin grêle et de trois plaies non pénétrantes. Ligature de quelques vaisseaux du mésentère.

Mort 7 heures après.

N° **119.** — Mac Graw. *Coups de feu de l'abdomen.* (*Der militararzt* n° 19, 1889.) — Appelé 14 heures après l'accident auprès d'un individu qui a reçu un coup de feu de l'abdomen, l'auteur fait la laparotomie. Il trouve les plaies intestinales obturées par des adhérences récentes qui s'opposent à l'épanchement des matières stercorales. Il déchire ces adhérences et découvre huit perforations de l'intestin. Résection de 4 pieds de l'iléon. Mort 26 heures après.

Mac Graw, de ce fait et d'un fait analogue d'Abbe qui trouva des adhérences quatre heures après dans un coup de feu de l'abdomen, conclut qu'il se forme souvent des adhérences précoces à la suite des coups de feu de l'intestin, et que la laparotomie n'est pas toujours indiquée pour ces blessures.

N° **120.** — Paul Berger. *Plaie pénétrante de l'abdomen par balle de revolver. Laparotomie. Guérison.* (5e Congrès français de chirurgie.) — Un garçon de 18 ans fut apporté le 1er mars à une heure du matin dans le service de M. Berger. A neuf heures du matin les signes étaient fort peu accentués, si bien que la pénétration était douteuse ; aussi M. Berger fut-il d'avis qu'il fallait attendre ; mais deux heures après, la situation avait changé et il semblait qu'il y eût un début de péritonite. La laparotomie fut donc pratiquée séance tenante. On sutura une perforation sur le cæcum, et deux sur l'intestin grêle ; vérification faite du reste de l'intestin, l'abdomen fut refermé. Il n'y eut aucune complication, sauf un épanchement séreux dans le péritoine épanchement, qui s'évacua par une désunion assez étendue de la plaie. La réunion par seconde intention se fit bien.

N° **121.** — A. C. Bernays. *Laparotomie pour plaie pénétrante de l'abdomen par grains de plomb. Mort.* (Résumée.) (*Berlin. klin. Woch.*, n° 31, p. 708.) — Petite fille de 9 ans reçoit un coup d'un pistolet chargé de trois grains de plomb au niveau du cæcum. Opération une heure après l'accident. Laparotomie. La cavité abdominale renfermait quelques matières intestinales et beaucoup de sang coagulé. Les trois perforations furent fermées avec dix points de Lembert. Mort le 5e jour par péritonite.

N° **122.** — A. C. Bernays. *Laparotomie pour plaie pénétrante de l'abdomen par balle de revolver. Guérison.* (*Berlin. klin. Woch.*, n° 31.) — Garçon de 12 ans, blessé par un revolver à gauche de l'apophyse épineuse de la

2e vertèbre lombaire. Opération le lendemain matin. Le cul-de-sac de Douglas contient plus de 3/4 de litre de sang avec quelques caillots provenant de la 2e veine lombaire gauche. Double perforation de l'iléon en des points opposés (4 sutures) ; sur une anse voisine, deux perforations juxtaposées ; dans un trou du mésentère de l'anse suivante, un petit fragment de pantalon ; balle logée entre les feuillets du mésentère près du rachis ; enfin deux perforations voisines dans une anse d'intestin grêle ; donc six perforations plus une déchirure du mésentère. Sutures avec points de Lembert. Pour pouvoir réduire les dernières anses, il fallut les ponctionner ; issue de bile par le point de ponction. Réunion par première intention avec température de 38°,8 au maximum. A trois reprises, phénomènes d'occlusion intestinale (vomissements fécaloïdes). A 2 reprises, chloroformisation et massage de l'abdomen pour donner issue aux gaz intestinaux. Guérison parfaite.

N° **124**. — A. C. Bernays. *Laparotomie pour plaie pénétrante de l'abdomen par balle de revolver. Guérison.* (*Berlin. klin. Woch.*, n° 31.) — Homme de 38 ans, blessé d'un coup de revolver au-dessus et à gauche de l'ombilic. Laparotomie quatre heures après. Perforation de l'estomac et du duodénum. Sutures de Lembert. Apyrexie à partir du 7e jour. Le 12e jour on retrouve la balle dans les selles. Guérison.

N° **125**. — Smart. (*Brit. Med. Journ.*, 1887.) — Adulte, opéré 1/2 heure après l'accident. Plaie au-dessous de la 6e côte droite à un pouce du sternum. Collapsus prononcé. Incision de 2 pouces 1/2 le long du bord supérieur du cartilage de la 8e côte. Balle dans le foie. Guérison.

N° **126**. — Fitzgerald. (*Austral med. Journal*, 1883.) — Opéré 1 heure après. Plaie de la région lombaire droite longue de 3 pouces 1/2. Hernie de l'intestin grêle. Élargissement. Résection de 10 pouces de jéjunum et d'un morceau de mésentère. Mort.

Autopsie : Péritonite. Suture intestinale parfaite.

N° **127**. — Vaslin. (*Congrès fr. de Chirurgie*, 1888.) — Homme de 22 ans. Opéré 8 heures après. Plaie dans le flanc droit à 6 centim. de l'ombilic. Plaie de sortie dans le flanc gauche. Issue de matière fécale par la plaie. Vomissements. Douleurs. Pouls petit. Laparotomie médiane. Épanchement stercoral. 2 plaies de l'intestin grêle, résection de 4 centim. d'intestin. 2 plaies du côlon suturées. Guérison.

N° **128**. — Berger. (*Bull. Soc. chir.*, 1889.) — Femme, opérée moins de 12 heures après. Plaie à l'union de la région ombilicale et du flanc droit. Vomissements. Ventre tendu. Anxiété. Laparotomie médiane. Sang et matières fécales. 1 perforation du mésentère ; 2 du côlon transverse ; 2 d'une anse intestinale. Une 2e anse était détruite sur une longueur de 5 centim. Suture de Lembert. Anus artificiel. Durée 3 heures. Mort dans les 12 heures.

Autopsie : Les sutures avaient tenu. Pas de perforation oubliée.

N° **129.** — Nélaton. (*Bull. Soc. chir.*, 1889.) — Homme de 27 ans, opéré 4 heures après. Plaie à 2 travers de doigt des fausses côtes gauches. État grave. Respiration brève et fréquente. 7 perforations de l'intestin grêle dont 2 laissent passer des matières fécales. Début de péritonite. Sutures intestinales. Lavage. Mort 4 heures après.

Autopsie : Exsudat pseudo-membraneux. Une suture laisse passer des matières fécales.

N° **130.** — Chavot. (*Rev. de chir.*, 1889.) — Homme opéré 5 heures après. Plaie à 3 centim. au-dessous de l'ombilic, à 5 cent. de la ligne médiane. Un vomissement non sanglant. Résection de 25 centim. d'intestin grêle. Abouchement des deux bouts. Mort dans les 24 heures. Légère quantité de liquide dans le petit bassin. Sutures bonnes.

N° **131.** — Cabot. (*Boston med. Journal*, 1889 juillet.) — Homme de 21 ans, opéré 3 heures après. Plaie à 2 pouces au-dessus, à 1 pouce à gauche de l'ombilic. Douleur légère. Laparotomie médiane. Plaie de la face antérieure de l'estomac. On ne cherche pas la plaie de sortie. Guérison.

N° **132.** — Stimson. (*N. Y. Med. Journal*, 26 octobre 1889.) — Homme de 32 ans, opéré 5 heures après. Plaie à 4 pouces au-dessous de l'ombilic et à 1 p. 1/2 à droite de la ligne médiane. Matières fécales dans le péritoine et début de péritonite. Deux perforations de la partie inférieure de l'iléon. Sutures. Guérison.

N° **133.** — Stimson. (*N. Y. Med. Journal*, 26 octobre 1889.) — Homme de 27 ans, opéré 12 heures après. Plaie entre l'ombilic et l'appendice xiphoïde. Choc peu marqué. Douleur abdominale. Urine sanglante. Laparotomie. Issue de sérosité sanguinolente. 2 plaies de l'estomac. 3 perforations du jéjunum. Plaie du pancréas donnant lieu à une hémorrhagie. Plaie du mésocôlon. Mort 1 heure 1/2 après.

Autopsie : Blessure du rein. Pas de lésion intestinale oubliée.

N° **134.** — Stimson. (*N. Y. Med. Journal*, 26 octobre 1889.) — Homme de 28 ans, opéré 9 heures après. Plaie à 2 pouces 1/2 à gauche de la ligne médiane et à 1 pouce au-dessous de l'ombilic. Tympanisme léger. Longue déchirure de l'intestin grêle, et 2 plaies du gros intestin. Ligature d'une mésentérique. Suture. Drainage. Guérison.

N° **135.** — Stimson. (*N. Y. Med. Journal*, 26 octobre 1889.) — Homme de 37 ans, opéré 7 heures après. Une plaie sous les fausses côtes gauches, une 2e au-dessus à 2 pouces 1/2 à droite de la ligne médiane. État général bon. Laparotomie médiane. Issue de sérosité et de matières intestinales ; 6 perforations de l'intestin grêle en 3 points ; 2 artérioles épiploïques liées. Mort 48 heures après.

Autopsie : Péritonite.

N° **136**. — HARRINGTON. (*Boston med. Journal*, 25 juillet 1889.) — Homme de 24 ans, opéré 3 heures après. Plaie au-dessous et à gauche de l'ombilic. Hématurie, sang et matières fécales, 3 perforations de l'intestin. Plaie de l'uretère ou du rein. Mort 16 heures après.

Autopsie : Plaie du rein droit. Hémorrhagie des tissus périnéphrétiques. Pas d'autre lésion intestinale.

N° **137**. — FRICK. (*Phil. med. Times*, XVIII.) — Homme de 57 ans, opéré 6 jours après. Plaie à égale distance de l'aisselle et de l'épine iliaque, fractures des 4e, 8e et 9e côtes. Incision latérale de 6 pouces. Résection des côtes fracturées. Déchirure du foie. Durée 35 minutes. Guérison.

N° **138**. — NÉLATON. (*Bull. Soc. chir.*, 1889.) — Femme de 42 ans, balle de 7 millim. Opérée 19 heures après. Plaie à 4 doigts au-dessous et à gauche de l'ombilic. Quelques nausées. Météorisme. Pouls petit. Laparotomie. Exsudat pseudo-membraneux. 2 petites perforations sur une anse intestinale. Suture. Drainage. Durée, 1 h. 20 heures. Mort 48 heures après.

Autopsie : La péritonite semblait arrêtée. Pus dans les bassinets.

N° **139**. — PEYROT et PÉRIER. (*Bull. Soc. chir.*, 1889.) — Homme de 20 ans, opéré 15 heures après. Plaie à la région ombilicale. Un seul vomissement. Sutures de 2 plaies à l'estomac, 2 du duodénum et 2 du côlon transverse. Mort au 4e jour.

N° **140**. — HILLMANTEL. (*Revue de Hayem*, 1888.) — Homme de 60 ans, opéré au 4e jour. Plaie à droite de l'ombilic. Au 4e jour douleur et signes d'épanchement ; on tombe sur un abcès situé entre l'intestin et le mésentère. Drainage de cette cavité. Mort.

N° **141**. — PIROGOFF. (*Langenbeck's Archiv.*, XXVII.) — Adulte. Plaie voisine de l'ombilic. Quatre perforations intestinales. Résection de 4 pouces d'intestin. L'opéré a été perdu de vue à la fin du 5e jour.

N° **142**. — HILLMANTEL. (*Revue de Hayem*, 1888.) — Homme de 23 ans. Plaie au niveau et à droite de l'ombilic. Méthode de Senn dénote une perforation. 14 perforations de l'intestin grêle, 2 du mésentère, 2 contusions de l'intestin. Résection intestinale. Durée, 2 heures 3/4. Mort avant la fin.

N° **143**. — LARREY. (1799, thèse de BARNARD.) — Débridement. Section complète de l'iléon. Anus articiel établi suivant la méthode de Palfyn. Guérison.

N° **144**. — GISSING. (Otis. *Med. history of the war of the rebellion.*) — Élargissement de la plaie. Plaie du jéjunum. 8 pointes de suture. Résection. Guérison.

N° **145**. — BENTLEY. (Otis. *Med. history of the war of the rebellion.*) — Hernie d'une anse intestinale portant 3 plaies. Débridement. Suture des 3 plaies. Mort. 2 plaies méconnues à l'opération.

N° **146**. — JUDSON. (Otis. *Med. history of the war of the rebellion.*) — Hernie d'une anse intestinale. Débridement. Plaie de l'iléon. Suture. Mort.

N° **147**. — GILL. (*Med. history of the war of the rebellion.*)— Élargissement de la plaie. Plaie de l'intestin. Résection de 5 cent. d'intestin. Abouchement des deux bouts. Mort.

N° **148**. — FONTAN (de Toulon). (*Soc. de chirurgie*, 1892).— *Laparotomie tardive pour coup de revolver dans l'abdomen.* — Un homme se tire dans l'abdomen un coup de revolver. Le médecin appelé ne croit pas à la pénétration du projectile. Le surlendemain fièvre, ballonnement du ventre; réaction du côté du psoas et du nerf crural. Appelé, Fontan propose la laparotomie qui est remise au lendemain. Incision courbe de 16 centim. dans la région de la fosse iliaque où siégeait la blessure. Il s'échappe des gaz d'odeur fécaloïde. Les lèvres de la plaie écartées, on voit un fragment de tœnia au milieu d'un mélange de sang, de pus et de quelques matières.

Ce foyer nettoyé, on trouve une perforation du cæcum fermée par 6 points de suture de Lembert. Drainage. État satisfaisant pendant 12 jours. A ce moment hémorrhagies à répétition graves. Le 14 juin, réouverture de la plaie, ligature de la circonflexe iliaque qui arrête l'hémorrhagie. On retire la balle que l'on trouve enclavée dans l'os iliaque. Guérison.

REMARQUE. — Cette observation encourage à la laparotomie immédiate ; elle démontre en outre que la laparotomie secondaire peut encore être faite avec succès.

N° **149**. — ROUTIER. (*Communication à la Société de chirurgie*, du 14 octobre 1891.) — Enfant de 14 ans, s'était tiré un coup de canne à fusil, à plomb, à 3 cent. à gauche de l'ombilic. Laparotomie 8 heures après, avec incision oblique passant par la plaie. Plaie de l'estomac. Mort en 15 heures. Deux perforations intestinales passées inaperçues. La charge et la bourre avaient fait balle dans l'hypochondre gauche.

N° **150**. — DWIGHT DICKINSON. (*Med. Record New-York*, septembre 1890.) — Le 26 janvier 1890, un jeune homme d'une forte constitution et jouissant d'une excellente santé, recevait une balle, étant en complet état d'ivresse. La blessure, assez large pour admettre le bout du petit doigt siégeait à 2 pouces au-dessous de l'ombilic et à 2 pouces 1/2 à gauche. État général très mauvais ; pouls : 120 à 140 pulsations, 30 respirations par minute. Vomissements muqueux. Symptômes de stupeur. Laparotomie : A l'ouverture du péritoine, un peu de sang s'épanche.

On trouva 12 perforations intestinales qui furent suturées. Un gros rameau de l'artère mésentérique, qui donnait pas mal de sang, fut lié. Pendant l'opération, le pouls monta à 180 et le nombre des respirations par minute à 60. Dans la nuit qui suivit, les symptômes de stupeur disparurent; mais le malade succomba 32 heures après l'opération.

N° **151**. — T. Scott. (*Med. Record New-York*, novembre 1890.) — Nègre de 27 ans, frappé d'une balle à 3/4 de pouce en dedans et au-dessus de l'épine iliaque antéro-supérieure gauche. La balle alla se loger sous la peau à 3 pouces de l'épine rachidienne et à 1 pouce au-dessus de la crête iliaque. Laparotomie immédiate, bien que le blessé eût la chaude-pisse, avec bubon inguinal bilatéral. Quatre perforations sur une anse de l'iléon longue de 4 pouces. Matières intestinales dans le péritoine. Lavage et drainage avec un tube de verre. La température a, pendant plusieurs jours, oscillé entre 38° et 39°; mais la guérison a été rapide et complète.

N° **152**. — A. B. Miles. (*Med. News*, 27 décembre 1890.) — Homme de 24 ans, jouant avec un pistolet du calibre 32, reçut la balle dans le ventre, entre l'ombilic et le pubis. Une demi-heure après il fut opéré. Par bonheur son intestin était vide : depuis quelques jours, légèrement indisposé, le blessé s'était mis peu à peu à la diète. Rien d'épanché dans le ventre, que du sang en abondance. Le chirurgien sutura trois perforations mésentériques et 16 perforations de l'intestin, nombre énorme expliqué, dit l'auteur, par la vacuité de l'intestin. L'intervention dura deux heures. Le 5e jour, selle spontanée. Le blessé sortit guéri au bout de 37 jours.

N° **153**. — Cerné (de Rouen). *Plaie de l'abdomen par coup de revolver. Laparotomie. Guérison.* (*Soc. chirurgie*, mars 1892.) — Douze heures après l'accident, le blessé présentait des signes de péritonite. Laparotomie permet de constater une double perforation de l'estomac, déjà guérie grâce à la vacuité de cet organe, une double perforation du côlon transverse, quatre perforations de l'intestin grêle; la péritonite était localisée, occupant tout le flanc gauche. Lavage du péritoine et suture de toutes les perforations. Les suites furent simples, et dès le 9e jour le blessé put se lever.

N° **154**. — Edouard Adler. *Plaie pénétrante de l'abdomen par balle de revolver. 6 plaies de l'intestin. 2 résections intestinales. Mort.* — Marie Dub..., 20 ans, se tire un coup de revolver dans la région de l'hypochondre gauche, le 10 février 1892. Elle est apportée à l'hôpital Beaujon, service du Dr Labbé, dans un état de collapsus profond. Extrémités froides; pouls 115, très petit; respiration 19 par minute. Pas de vomissements. Laparotomie 24 heures après le traumatisme, par le docteur Michaux, assisté de Adler, Vercoustre.

L'incision est faite au niveau du point de pénétration de la balle. Celui-ci siège à 4 cent. à gauche de la ligne blanche, à trois travers de doigt 1/2 au-dessous du rebord costal gauche. L'incision a environ 12 cent. de longueur. Caillots sanguins en assez grande quantité. Une première perforation intestinale est oblitérée par le point de Lembert. L'intestin est réséqué sur une étendue de 4 cent. environ. A ce niveau, siègent 2 perforations assez rapprochées l'une de l'autre, très étendues, ayant comme diamètre minimum le diamètre d'une pièce de un franc et comme dimension longitudinale le diamètre d'une pièce de 2 francs. Quand cette résection est terminée, on découvre à 18 cent. plus bas deux nouvelles perforations également très étendues et rapprochées l'une de l'autre. M. Michaux fait une nouvelle résection intestinale, et sur cette dernière, qui n'est pas parfaitement fermée du côté de l'insertion mésentérique, une greffe mésentérique.

L'épanchement de matières intestinales est enlevé avec des éponges. On ne fait pas de lavage du péritoine. Drainage par la plaie. Sutures de la paroi. Injections sous-cutanées d'éther. Bouteilles d'eau chaude; frictions. La malade meurt le 11 février, 14 heures après l'opération.

Autopsie : Pas de péritonite. Une plaie de l'intestin ayant de grandes dimensions, n'avait pas été découverte.

L'incision exploratrice qui avait été faite dans l'hypochondre gauche, au niveau du bord externe du muscle droit, n'avait pas permis un examen facile de la cavité abdominale. La perforation qui avait passé inaperçue siégeait du côté de la ligne médiane, dans le commencement du jéjunum.

Plaies par instruments tranchants ou piquants.

N° **1.** — G. Tiling. (*St Pétersbourg med. Woch.*, 1884.) — Homme de 19 ans. Intervention précoce. Vomissements sanguins abondants. Blessure de un pouce 1/2 de l'intestin et de la courbure de l'estomac; blessure de l'épiploon. Sutures de Lembert. Guérison.

N° **2.** — W. O. Roberts. (*Am. Pract.*, 1884.) — Homme de 44 ans. Intervention quelques heures après. Hémorrhagie considérable venant de la blessure; deux blessures de l'intestin grêle, deux du mésentères. Sutures. Guérison.

N° **3.** — Barker. (*Lancet*, 1886.) — Homme adulte. Intervention 3 heures 1/2 après. Morceau de l'épiploon sectionné. Laparotomie. Guérison.

N° **4.** — J. D. Roberts. (*Polyclinic*, 1886.) — Femme de 19 ans. Intervention 2 heures après. Choc intense; vomissements; douleur vive. Deux blessures de l'intestin grêle. Sutures de Lembert. Mort en 2 jours.

Autopsie : Péritonite purulente. Une blessure méconnue.

Nº 5. — F. S. DENNIS. (*Med. News*, 1886.) — Homme de 22 ans. On trouve deux sections de l'intestin grêle ; une section de la tunique séreuse et musculaire de l'intestin. Sutures de Czerny-Lembert. Guérison.

Nº 6. — F. S. DENNIS. (*Med. News*, 1886.) — Homme de 57 ans. Intervention 3 heures après. On ne trouve rien. Laparotomie exploratrice. Guérison.

Nº 7. — F. S. DENNIS. (*Med. News*, 1886.) — Homme de 25 ans. Intervention le jour suivant. Coup de poignard dans une hernie. Hernie réduite. Symptômes de péritonite le lendemain. Laparotomie : Deux larges plaies de l'intestin grêle ; résection de l'anse intestinale contenant les blessures. Mort en quelques heures.

Autopsie : Résection parfaite. Pas d'autres blessures.

Nº 8. — F. S. DENNIS. (*Med. News*, 1886.) — Homme de 22 ans. Hémorrhagie considérable venant de la plaie extérieure. Cinq blessures de l'intestin grêle. Sutures de Czerny-Lembert. Mort en 40 heures.

Autopsie : Blessures en bon état ; on n'en trouve pas d'autres.

Nº 9. — J. M. GASTON. (*Med. and Surg. Rep.*, 1886.) — Homme de 30 ans. Intervention 4 jours après. Choc intense ; ensuite péritonite aiguë ; contusion violente du côlon. Aucun traitement. Mort rapide.

Nº 10. — J. G. BROOCKS. (*Med. Herald*, 1886.) — Garçon de 11 ans. Intervention peu d'heures après. Choc intense. Abdomen tendu et douloureux. Grande quantité de sang. Mésentère sectionné et saignant. Ligature des vaisseaux. Guérison.

Nº 11. — W. S. TREMAINE. (*Med. News*, 1886.) — Homme de 18 ans. Intervention 10 heures après. Empoisonnement par l'opium. Hémorrhagie par la blessure. Laparotomie exploratrice. Mort.

Remarque : A son entrée il présentait déjà des symptômes d'empoisonnement, dont il mourut.

Nº 12. — J. B. ROBERTS (In Th. MORTON. *J. Am. med. Ass.*, 1890.) — Homme de 40 ans. Intervention 3/4 d'heure après. Douleur abdominale intense. Anse d'intestin grêle herniée. Hémorrhagie. Quatre blessures de l'intestin grêle ; une du côlon. Mésentère transpercé. Sutures de Lembert. Guérison.

Nº 13. — KWIECINSKI. (*Preglik. Krakow*, 1885.) — Homme de 20 ans, opéré presque immédiatement après le traumatisme. Douleur vive ; vomissements. Trois blessures de l'intestin grêle. Sutures. Guérison.

Nº 14. — G. GAULCO. (Genova, 1886. *Due casi di enfer per ferite di intestine.*) — Homme de 30 ans. Coup de corne de vache. Pas de plaies viscérales ; nettoyage de l'abdomen. Guérison.

N° 15. — G. Gaulco. (*Due casi di enfer per ferite di intestine.*) — Femme de 30 ans. Plaies intestinales. Sutures de Lembert. Guérison.

N° 16. — Wunderlich. (*New-York med. Journ.*, 1887.) — Homme de 19 ans, opéré 6 heures après. Blessures de l'intestin et de la face antérieure de l'estomac. Sutures de Lembert. Mort en une heure.

Autopsie : Blessures en bon état.

N° 17. — J. B. Deaver. (*Trans. Philad. Co. med. Soc.*, 1887.) — Homme adulte. Épanchement sanguin considérable. Choc intense. Blessure de la rate. Splénectomie. Mort.

Autopsie : Plaie du rein, etc.

N° 18. — T. G. Morton. (*Trans. Philad. Co. med. Soc.*, 1887.) — Homme de 30 ans. Intervention 9 heures après. Douleur vive au niveau de la blessure. Emphysème. Pas de choc. Blessure de l'épiploon de 1 pouce 1/2. Suture de l'épiploon. Ligature d'une artère épiploïque saignante. Guérison.

N° 19. — J. Avery. (*Med. Age*, 1885.) — Adulte, opéré 7 heures après le traumatisme. Choc intense. Deux blessures de l'intestin grêle et une du mésentère. Nettoyage des blessures et suture de Glover. Guérison.

N° 20. — Jos. M. Fox. (*Med. News*, 1887.) — Homme de 32 ans, opéré 3 heures 1/2 après. Choc ; hémorrhagie abondante. Large plaie saignante du foie. Beaucoup de sang frais et caillots. Plaie du foie cautérisée ; hémorrhagie arrêtée par le cautère actuel. Grande irrigation de la cavité abdominale. Mort en 20 heures.

Autopsie : Tout en bon état. Mort de la perte de sang et de l'épuisement consécutif.

N° 21. — T. G. Morton. (*Med. News*, novembre 1887.) — Femme de 20 ans, opérée 2 heures après. Plaie pénétrante au niveau de l'ombilic. Douleur abdominale légère. Pas d'autres symptômes, sauf hernie d'une portion d'épiploon. On ne trouve rien ; pas de sang. Épiploon lavé et réduit. Guérison.

Remarques : Ce blessé rentra chez lui le lendemain ; ne resta pas au lit pendant la convalescence et il ne s'est pas produit d'éventration dans la suite.

N° 22. — Burckhardt. (*Cent. f. Chir.*, novembre 1887.) — Homme de 25 ans. Collapsus. Matité de tout le ventre. Blessure du lobe gauche du foie, saignant violemment et ayant 2 pouces de profondeur. Cavité abdominale remplie de sang. Plaie du foie tamponnée avec des bandes de gaze. Lavage ; drainage. Guérison

Au bout de 8 semaines, une bande de gaze perdue se présenta à la plaie et fut enlevée ; la blessure cessa dès lors de suppurer. Plaie fermée en 7 mois.

N° 23. — J. M. Barton. (*Philad. med. Times*, 1888.) — Homme de 25 ans, opéré 4 heures après le traumatisme. Sang veineux provenant de la blessure. Épuisement venant de la perte de sang. Blessure du bord antérieur du foie ; blessure du côlon transverse, celle-ci donnant lieu à une hémorrhagie. Suture de Lembert sur la plaie du côlon. Rien à celle du foie qui ne saignait pas. Lavage. Pas de drainage. Guérison.

N° **24.** — Burckhardt. (*Journ. Am. med. Assoc.*, juillet 1887.) — Homme de 30 ans. Intervention 2 heures après. Collapsus. Ventre rempli de gaz. Blessure de la grande courbure de l'estomac. Grande quantité de sang liquide et de caillot. Hémorrhagie abondante venant de la plaie. Deux rangées de sutures de Lembert. Guérison.

N° **25.** — J. H. Parkinson (*Sacramento med. Times*, 1887.) — Femme opérée 2 heures après le traumatisme. Vomissements sanguins, abondants et répétés. Blessure étendue de la paroi postérieure de l'estomac. Épanchement sanguin considérable. Sutures de Lembert. Hémorrhagie profonde dont on ne put trouver l'origine. Irrigation abondante. Mort en 15 heures.

Autopsie : Une perforation de l'estomac et une perforation de la veine rénale gauche.

N° **26.** — H. C. Dalton. (*Annals Surgery*, 1889.) — Homme de 28 ans. Intervention 5 heures après. Blessé agonisant. Hernie et étranglement des 2/3 de l'estomac. Vomissements sanguins abondants après la réduction de l'estomac. Plaie de 1/4 de pouce de la face antérieure de l'estomac. Épanchement sanguin. Sutures de Lembert. Lavage. Pas de drain. Guérison. Nourri exclusivement pendant 10 jours à l'aide de lavements.

N° **27.** — H. C. Dalton. (*Annals Surgery*, 1889.) — Femme de 24 ans Intervention précoce. Tombée sur un piquet de clôture. Blessure de 2 pouces 1/2 sur la ligne axillaire gauche entre la 8e et la 9e côte. Épiploon et 4 pouces d'intestin grêle herniés. Le piquet était entré dans l'abdomen à travers le thorax. A la laparotomie, on ne trouve pas de plaies viscérales ; épanchement sanguin, plaie du diaphragme. Intestin et épiploon nettoyés et réduits. Suture au catgut de la plaie du diaphragme. Lavage de l'abdomen. Pas de drainage. Guérison.

Remarques : On avait mis un drain dans la plaie thoracique.

N° **28.** — H. C. Dalton. (*Annals Surgery*, 1889.) — Homme de 69 ans, opéré 3 heures après. Douleur abdominale intense. État satisfaisant. Hernie de 2 pouces d'épiploon. Trois perforations de l'intestin grêle ; épanchement sanguin considérable. Sutures de Lembert ; lavages ; drain en verre. Mort en 31 heures. Vomissements au bout de 24 heures. Pas d'autopsie.

N° **29.** — H. C. Dalton. (*Annals Surgery*, 1889.) — Homme de 26 ans, opéré 3 heures après. Insufflations d'hydrogène négatives. Épanchement sanguin considérable. Pas de plaies viscérales. Lavage. Drain en verre. Guérison.

Remarque : Symptômes de péritonite arrêtés par une purgation énergique le 2e jour.

Nº **30**. — H. C. DALTON. (*Annals Surgery*, 1889.) — Homme de 22 ans, opéré 2 heures après. État satisfaisant. Peu de sang. Pas de plaies viscérales. Lavage ; pas de drainage. Guérison.

Nº **31**. — H. C. DALTON. (*Annals Surgery*, 1889.) — Homme de 24 ans, opéré quelques heures après. Choc intense, douleur vive. Ivresse ; avait marché longtemps après le traumatisme. Peu de sang ; pas de plaies viscérales. Lavage. Mort en 36 heures. Pas d'autopsie.

Nº **32**. — MOLITOR. (*Archives médicales belges*, Bruxelles, 1887.) — Hernie de l'intestin. Deux blessures de l'intestin et une du mésentère. Suture de l'intestin ; ligature du mésentère. Guérison.

Nº **33**. — POTEMSKI. (*Bull. d'Accad. med. di Roma*, 1887-88.) — Signes d'hémorrhagie ; blessure du lobe gauche du foie large de 2 pouces 3/4, profonde de 1/3 de pouce. Hémorrhagie. Plaie du foie suturée au catgut, ce qui arrête l'hémorrhagie. Guérison.

Nº **34**. — N. B. CARSON. (*St-Louis Cour. med.*, 1887.) — Femme de 40 ans, opérée 36 heures après. Etat satisfaisant. Abdomen distendu et un peu douloureux. Pouls intermittent. Blessure du foie et de la vésicule biliaire. Suture du foie. Mort.

Autopsie : Péritoine presque normal.

Nº **36**. — D. V. DEAN. (*St-Louis Hosp. Rec. J. Am. med. Ass.*, 1887.) — Homme de 32 ans. État satisfaisant. L'abdomen contenait une grande quantité de sang décomposé et de sérosité. Pas de plaies viscérales. Lavage. Mort. Pas d'autopsie.

Nº **37**. — D. V. DEAU. (*Ibid.*) — Homme de 30 ans. État satisfaisant. Pas de lésions viscérales. Nettoyage du péritoine. Guérison.

Nº **38**. — GAL. (*Centralbl. für Chir.*, 1886.) — Homme de 45 ans, opéré 9 heures après l'accident. Coup de corne de vache. Pas de plaies viscérales. Guérison.

Nº **39**. — DAVID PRINCE (*Tr. Am. surg. Ass.*, 1887.) — Adulte. Blessure de l'estomac de 3/4 de pouce. Suture ; drainage. Mort en 3 heures.

Nº **40**. — A. P. M. VANCE (*Am. Pract. and News*, 1887.) — Homme de

22 ans, opéré 2 heures après. Choc profond. Parois abdominales tendues. Blessure du côlon transverse; épanchement sanguin et fécal considérable. Sutures; irrigation; double drain. Guérison.

N° **41**. — J. H. PACKARD. (*Med. and Surg. Rep.*, 1889.) — Garçon de 12 ans, opéré deux heures après. Collapsus marqué. Hernie intestinale. Il était tombé sur une scie circulaire en marche. Une section complète de l'intestin. Plusieurs déchirures de l'épiploon; deux plaies contuses de l'intestin. Sutures de Lembert. Ligature de l'épiploon. Irrigation et drainage. Guérison.

N° **42**. — M. H. RICHARDSON. (*Boston med. and Surg. Journ.*, 8 septembre 1887.) — Femme de 23 ans. Intervention immédiate. Pas de symptômes; pas de lésions du péritoine après l'exploration de l'abdomen. Pas de drainage. Guérison.

N° **43**. — GIRDLESTONE. (*Australian med. Journ.*, n° 9, 1887.) — Homme de 41 ans. Intervention 12 heures après l'accident. D'abord pas d'issue des viscères; pendant son transport à l'hôpital, il sortit 12 pouces d'intestin. Nausées; mais état général bon. Plaie faite par du verre. Beaucoup de sang dans le péritoine; pas de plaies viscérales; l'anse intestinale herniée présentait une surface sèche et sale. Nettoyage de l'abdomen et drainage. Guérison.

N° **44**. — T. J. BENNETT. (*Daniel's Texas Med. Journ.*, mars 1887.) — Homme de 17 ans. Intervention 16 heures après l'accident. Grande douleur; sang et aliments rendus à travers la plaie; état général bon. Épanchement alimentaire, arêtes de poissons et sang pur dans le péritoine. Blessure de l'estomac de 1 pouce 1/2 de long; plaie de l'épiploon. Sutures de l'estomac. Lavage de l'abdomen. Drainage. Guérison.

N° **45**. — J. W. HEDDENS. (*Pittsburg med. Rev.*, août 1887.) — Homme de 20 ans. Épanchement sanguin considérable dans l'abdomen. Lavage. Pas de drainage. Guérison.

N° **46**. — C. A. JERSEY. (*Pittsburg med. Rev.*, octobre 1887.) — Homme de 27 ans. Intervention 36 heures après l'accident. Péritonite. Drainage. Mort du choc. Pas d'autres détails.

N° **47**. — A. P. M. VANS. (*Pittsburg med. Rev.*, 1888.) — Homme de 23 ans. Intervention 3 heures après l'accident. Deux plaies de l'abdomen par instrument tranchant. Pas de plaies viscérales. Lavage. Pas de drain. Guérison.

N° **48**. — C. B. PENROSE. (*Pittsburg med. Rev.*, 1888.) — Homme de 40 ans. Intervention 5 heures après. Plaie du côlon transverse. Sutures; lavage de l'abdomen. Mort 3 jours après d'embolie cérébrale. Abdomen dans bonnes conditions.

N° **49**. — A. C. Bernays. (*Pittsbury med. Rev.*, 1888.) — Homme de 35 ans. Intervention 10 heures après. Une plaie du mésentère, une plaie de l'épiploon. Hémorrhagie. Sutures des plaies; nettoyage de l'abdomen, pas de drainage. Guérison.

N° **50**. — A. C. Bernays. (*Pittsburg med. Rev.*, 1888.) — Homme de 38 ans. Cinq plaies séparées dans la zone hépatique. On trouve 5 plaies étendues du foie. Sutures des plaies, pas de drainage. Mort.

N° **51**. — E. A. Wagener. (*Pittsburg med. Rev.*, 1888.) — Homme de 26 ans. Intervention 38 heures après l'accident. Péritonite généralisée. Drainage. Mort en 52 heures par continuation de la péritonite. Pas d'autopsie.

N° **52**. — C. B. Penrose. (*Pittsburg med. Rev.*, 1888.) — Homme de 30 ans. Intervention immédiate. Vaisseaux mésentériques saignants; plaie de la séreuse intestinale, sang non congulé. Ligature des vaisseaux. Suture de Lembert. Mort en 8 jours.

Autopsie : Pas de péritonite.

N° **53**. — C. B. Penrose. (*Pittsburg med. Rev.*, 1888.) — Homme de 38 ans. Intervention immédiate. Plaie transversale de l'abdomen de 6 pouces d'étendue. Issue de plusieurs anses intestinales. Pas de plaie viscérale. Nettoyage et réduction de l'intestin; nettoyage de l'abdomen. Drain en verre. Mort 8 heures après du choc.

N° **54**. — Jno. Ashhurs. J. R. (*Penn. Hosp. Rep.*, 1888.) — Homme de 28 ans. Intervention rapide. Quatre plaies de l'intestin grêle, une de la vessie. Sutures de Lembert. Lavage du péritoine; drain en verre. Mort en 33 heures.

Autopsie : Péritonite due à une infiltration d'urine provenant d'une plaie méconnue de la vessie au voisinage du trigone.

N° **55**. — Jno. Ashhurst. (*Penn. Hosp. Rep.*, 1888.) — Homme de 38 ans Intervention précoce. Plaie par instrument piquant. Grand choc. Traumatisme violent. Plaie intrapéritonéale de la vessie. Sutures de Lembert. Double drain. Guérison.

N° **56**. — Wm. Hunt. (*Penn. Hosp. Rep.* 1888.) — Homme de 27 ans. Intervention rapide. Hernie de l'épiploon. Deux perforations de l'intestin grêle. Sutures de Lembert. Irrigation. Pas de drain. Mort 5 heures après de delirium tremens.

Autopsie : Abdomen en bon état.

N° **57**. — C. B. Penrose. (*Penn. Hosp. Rep.*, 1888.) — Homme de 30 ans. Intervention précoce. Trois plaies de l'abdomen. Deux plaies du foie. Épanchement de sang abondant et 2 plaies de la tunique séreuse de l'intestin. Sutures du foie au catgut. Mort. Pas de péritonite.

N° **58**. — C. B. Penrose. (*Penn. Hosp. Rep.*, 1888.) — Homme de 38 ans, opéré rapidement. Pas de lésions viscérales. Guérison.

N° **59**. — T. G. Morton. (*Penn. Hosp. Rep.*, 1888.) — Homme de 26 ans. Intervention précoce. Deux plaies de l'abdomen. Choc considérable. Trois blessures de l'épiploon. Plusieurs déchirures des parois abdominales. Plaie du rein avec hémorrhagie. Hémorrhagie considérable. Sutures. Irrigation ; drain en verre. Mort en 19 heures, de choc.

N° **60**. — John H. Packard. (*Penn. Hosp. Rep.*, 1888.) — Homme de 22 ans. Hernie de l'épiploon. Laparotomie. Blessure de l'épiploon. Ligature et résection de cette portion d'épiploon. Irrigation ; pas de drain. Guérison.

N° **61**. — Chas Ball. (*Dublin Journ. med. Sc.*, 1888.) — Jeune homme de 15 ans. Intervention 4 heures après. Blessure par coup de ciseaux. Vomissements de sang altéré. Choc intense ; signes d'hémorrhagie. Blessure de 1 pouce 1/2, de la grande courbure de l'estomac. Beaucoup de sang provenant d'une veine du mésocôlon. Sutures de Lembert. Nettoyage de l'abdomen. Guérison.

N° **62**. — A. H. Perfect. (*New-York med. Journ.*, juin 1888.) — Homme de 45 ans. Intervention précoce. Hémorrhagie considérable. Hernie d'une partie du foie, de portions d'épiploon et de l'angle droit du côlon. On trouve une blessure du foie longue de 3 pouces 1/2 et profonde de 3/4 de pouce. Cette plaie est suturée et l'hémorrhagie cesse. Guérison. La plèvre avait été aussi ouverte, le poumon blessé et la 8e côte fracturée.

N° **63**. — J. C. Sexton. (*Med. News*, décembre 1888.) — Homme de 29 ans. Intervention 9 heures après. Choc ; douleur vive ; hernie d'une anse intestinale ; issue de matières fécales à travers la plaie de la paroi abdominale. Deux grandes blessures de l'intestin grêle. Épanchement considérable de sang et de matières fécales. Sutures de Lembert sur les plaies. Nettoyage de l'abdomen ; lavage et drainage. Guérison.

N° **64**. — J. C. Sexton. (*Med. News*, décembre 1888.) — Homme de 29 ans, opéré 6 heures après le traumatisme. Frappé par un fragment de canon et réouverture d'une cicatrice provenant d'une laparotomie pour traumatisme faite 88 jours plus tôt. Choc intense. Intestin et mésentère hernié et étranglé à travers la plaie. Pas de plaie viscérale ; on ne trouve pas de vestiges des plaies suturées lors de la première laparotomie. Irrigation. Guérison.

N° **65**. — T. W. Huntington. (*Sacr. med. Times*, octobre 1888.) — Homme de 24 ans. Intervention 3 heures après. Le péritoine semblait distendu par du sang. Hémorrhagie provenant de la blessure de la paroi. A la laparotomie on trouve 3 pintes de sang dans la cavité abdominale ; pas de lésions viscérales. L'hémorrhagie semblait venir de veines situées près du rein. Nettoyage de l'abdomen. Guérison.

N° **66**. — Finlay. (*Edimb. Med. Journ.*, avril 1889.) — Homme de 24 ans. Prolapsus de l'intestin ; deux plaies abdominales. Blessure de l'intestin grêle, suturées par la suture continue. Guérison.

N° **67**. — J. Grindon. (*St-Louis Cour. med.*, 1887.) — Femme de 30 ans, opérée 1 heure après le traumatisme. État satisfaisant. Blessures de l'intestin grêle. Résection d'une partie de l'intestin grêle. Guérison.

N° **68** — Jno. Ashhurst. (In Th. Morton. *J. Am. med. Ass.*, 1890.) — Homme de 23 ans, opéré 1 heure après le traumatisme. État satisfaisant. Deux grandes blessures du côlon ascendant ; une piqûre du côlon. Épanchement considérable de sang et de matières fécales. Côlon distendu par le sang. Sutures des plaies. Drain en verre. Mort en 40 heures.

Autopsie : On trouve une autre grande blessure du côlon et plusieurs pintes de sang dans le côlon et le rectum.

N° **69**. — T. G. Morton. (*Journ. Amer. med. Ass.*, 1890.) — Adulte opéré rapidement après. État peu satisfaisant. Signes d'hémorrhagie.

Trois blessures du côlon descendant. Épanchement considérable de sang et de matières fécales. Sutures des plaies. Ligature des points saignant. Irrigation. Mort en 30 heures.

Autopsie : Hémorrhagie abondante provenant d'une blessure d'un vaisseau mésentérique.

N° **70**. — J. M. Fox. (In Th. Morton. *Loc. cit.*) — Homme de 19 ans, opéré 2 heures après. Choc intense. Hémorrhagie des vaisseaux de l'estomac et du pylore Sang liquide et caillots dans la cavité abdominale. Sutures des plaies ; on arrête l'hémorrhagie. Pas de drainage. Mort en 33 heures.

Le lendemain de l'opération, signes de péritonite. On ouvre de nouveau le ventre, on irrigue et on draine.

A l'*autopsie* : blessure du foie, péritonite.

N° **71**. — Bénisovitch. (*Khirurgetchesky Vesting*, nov. 1887.) — Homme de 18 ans. Intervention 3 heures après. Nausées continuelles et hémorrhagie par la blessure. Choc. Plaie étendue et saignante des tuniques séreuse et musculaire de l'estomac. Ventre rempli de caillots et de sang. Irrigation ; réparation de la blessure ; drainage. Guérison.

N° **72**. — O. H. ALLIS. (In Th. MORTON. *Loc. cit.*) — Homme de 20 ans, opéré 3 heures après. Choc léger ; signes d'hémorrhagie intrapéritonéale, insuccès des insufflations d'hydrogène. Grande blessure traversant le mésentère ; hémorrhagie énorme ; blessure transperçant l'intestin grêle de 1/8 de pouce de long. Mort sur la table d'une hémorrhagie terrible.

N° **73**. — C. C. JONES. (*New-York med. Journ.*, mai 1889.) — Homme de 19 ans. Petite hernie de l'épiploon. Choc léger. Blessure de l'estomac de 3/4 de pouce. Epanchement alimentaire et sanguin considérable. Suture de la plaie. Nettoyage de l'abdomen. Guérison.

N° **74**. — BAUDENS. (*Ann. of Surg.*, mai 1886.) — Deux perforations de l'intestin que l'on suture. Mort.

Autopsie : On trouve une autre blessure du cæcum.

N° **75**. — JOBERT. (GUNNTHER. *Operations Lehre.*) — Homme de 23 ans. Hernie de l'intestin. On élargit la plaie d'entrée, on trouve deux blessures de l'intestin que l'on suture. Mort en 38 heures.

Autopsie : On trouve une autre perforation.

N° **76**. — DAVIDS. (*Ibid.*) — Adulte. Intervention précoce pour coup de corne de vache avec hernie de l'intestin. Deux blessures de l'intestin hernié. Sutures. Guérison.

N° **77**. — KŒNIG. (18° *Congrès de chir. allemande.*) — Adulte opéré 14 heures après. Guérison. Pas de détails.

N° **78**. — GEO. LAWSON. (*Lancet*, mars 1888.) — Intervention 2 heures après. Blessure dans le 5° espace intercostal près du mamelon. Epanchement alimentaire à travers la plaie. Choc intense. Blessure de 1 pouce 1/2 à la paroi antérieure de l'estomac près du cardia. Plaie du diaphragme. Suture de la plaie stomacale. Irrigation du péritoine et de la plèvre. Drain dans le péritoine. Mort en 12 heures par asphyxie et péritonite.

Autopsie : Plaie du poumon. Huit onces de liquide dans la plèvre, quatre dans le péritoine.

N° **79**. — J. A. BLACK. (*Daniel's Texas med. Journ.*, décembre 1887.) — Homme de 17 ans, opéré 12 heures après le traumatisme. Douleur vive ; écoulement d'aliments à travers la blessure. Large plaie de l'estomac et de l'épiploon ; arêtes de poisson et autres aliments dans la cavité abdominale. Sutures des plaies. Guérison.

N° **80**. — H. DALTON. (*Journ. Am. medic. Assoc.*) — Blessure du côlon descendant et de l'iléon. Laparotomie. Guérison.

Jeune nègre de 16 ans, blessé deux heures avant d'un coup de couteau à lame longue et étroite. Plaie est petite et est située dans la région iliaque, près de l'extrémité de la 12e côte. Issue de 2 pouces d'épiploon. État général excellent. Peu de douleur. Pulsations, 68. Respiration, 23. Température, 100° Fahr. Matité à la percussion dans les régions lombaire et iliaque gauches. Matité du foie beaucoup diminuée. Laparotomie : On trouve une quantité considérable de sang et de matières fécales dans la cavité abdominale. Deux perforations du côlon descendant, et une de l'iléon. Sutures des perforations avec une suture continue à la soie. Lavage. Drainage de l'abdomen avec un drain de caoutchouc. Guérison.

Le malade sortit guéri vingt jours après son entrée à l'hôpital.

N° **81.** — H. Dalton. (*Journ. Am. med. Assoc.*) — *Blessure du mésentère. Hémorrhagie considérable. Laparotomie. Guérison.* — Homme de 29 ans, blessé une heure avant son admission. Hernie de l'intestin aussitôt après la blessure ; dans ces conditions le malade franchit 4 haies et gravit une haute colline, poursuivi par son assassin. A l'admission, état de profond abattement. Pulsations 120, et tout à fait faibles ; extrémités froides. Température au-dessous de la normale. Masse d'intestin (côlon ascendant et intestin grêle) sortant de la blessure ; l'intestin est bleuâtre, presque noir et couvert de saletés. Après avoir bien lavé les intestins, la plaie fut agrandie ; on lui donna 4 pouces de longueur. Une blessure de 2 pouces de long fut trouvée sur le mésentère. Un des gros vaisseaux mésentériques était coupé et saignait abondamment ; on le lia. Suture de la blessure mésentérique au catgut. On enleva un gros caillot de sang. Lavage du péritoine. Drainage par un tube de verre. La température s'éleva à 104° Fahr. dans la nuit suivante ; après quoi la guérison survint sans accidents.

N° **82.** — H. Dalton. (*Journ. Am. medic. Assoc.*) — *Blessure du cæcum. Épanchement interne de matières fécales. Laparotomie. Guérison.* — Nègre de 15 ans, blessé d'un coup de couteau une heure avant son admission. Pulsations 80. Pouls petit et lent. Température 99°,8 Fahr. Respiration 24. État général excellent. Blessure un peu au-dessus de l'épine iliaque antérieure et supérieure du côté droit. Laparotomie : Large plaie déchiquetée du cæcum, avec sang coagulé et amas considérable de matières fécales dans les régions iliaques et pelviennes. Sutures séparées de la plaie intestinale. Lavage. Drain en verre. Guérison rapide ; la température ne monta jamais au-dessus de 101° Fahr.

N° **83.** — H. Dalton. (*Journ. Amer. med. Assoc.*) — *Blessure du côlon descendant. Laparotomie. Péritonite septique. Mort.* — John W..., 27 ans, blessé une heure avant son admission à l'hôpital dans la région lombaire gauche. 8 pouces d'épiploon sortaient. La plaie fut suffisamment élargie pour permettre le refoulement de l'épiploon, en même temps que l'exploration avec le doigt. Le toucher ne fit découvrir aucune perforation de l'intestin. L'état général du patient était si bon (80 pulsations, température normale, respiration 20) que je fus conduis à penser que l'intestin n'avait pas été touché, et que je ne poursuivis pas l'opération sur le moment. Le lendemain matin, 15 heures après l'accident, je fus très étonné et attristé de trouver le ventre du malade ballonné et très douloureux, le pouls et la respiration rapides, la température élevée. Une péritonite septique s'était déclarée et battait son plein. Je fis alors ce que j'aurai dû faire tout d'abord, c'est-à-dire une laparotomie. Les intestins étaient absolument enflammés et adhérents ; le côlon était entouré de sang et de matières fécales ; et une blessure déchiquetée fut découverte dans la dernière portion du côlon. La déchirure fut suturée et la cavité abdominale lavée. Mais il était trop tard, car le blessé ne se releva pas et mourut peu d'heures après de péritonite et du shock opératoire, résultat bien mérité de ma timide, hésitante et peu chirurgicale intervention. Si j'avais ouvert hardiment le ventre, et fait mon inspection de visu, comme je l'ai fait depuis dans bien des cas de plaies pénétrantes par coups de couteau ou balles de revolver, je crois qu'une vie de plus aurait été sauvée, et je n'aurais pas eu cette humiliante confession à faire.

Nº **84**. — H. Dalton. (*Journ. Amer. med. Assoc.*) — *Blessure du foie et de l'estomac. Laparotomie. Guérison.* — Jeune nègre, âgée de 18 ans, admis le 1er septembre 1890 ; blessé au ventre d'un coup de couteau deux heures avant son entrée. Son état général était bon, température 100° F. 72 pulsations. Respiration 32. Il souffrait peu. La blessure très petite était située à 3 pouces au-dessus et 2 pouces à droite de l'ombilic. L'incision fut faite de l'appendice xiphoïde à l'ombilic. On trouva une blessure longue de 3/4 de pouce à gauche, sur la face antérieure du foie, à 2 pouces de son bord inférieur. Une autre blessure de même grandeur fut découverte sur la face inférieure de cet organe. Une troisième plaie fut découverte sur la face antérieure de l'estomac, près du pylore. La déchirure du foie fut suturée avec un seul fort catgut (suture profonde). Pour fermer la blessure de la face inférieure du foie, on passa un fil au travers de l'enveloppe péritonéale de la vésicule biliaire, puis profondément dans le foie. La blessure de l'estomac fut fermée par trois sutures séparées de soie. Une quantité considérable de sang liquide et un gros caillot sanguin noirâtre furent enlevés et la cavité abdominale lavée. Bien que la réunion de la vésicule du foie fût bonne, il se fit en ce point un gros épanchement sanguin. Pour l'arrêter on fut obligé de tamponner à la gaze. L'opération dura 3/4 d'heure. Deux heures après, le pouls donnait 84 pulsations ; température 100° Fahr. Respiration 20. S'il y eut shock opératoire, il fut petit. La gaze fut enlevée le 2e jour, et le drainage de la plaie terminée. Il ne fut pas permis au blessé de boire jusqu'au 4e jour, sauf exceptionnellement pour humecter ses lèvres. On le nourrit d'aliments liquides par la bouche le 7e jour. Le malade guérit rapidement. La température ne monta pas au-dessus de 101° F. Il n'eut jamais plus de 100 pulsations.

Nº **85**. — H. Dalton. (*Journ. Am. med. Ass.*) — Auguste F..., 21 ans, fermier, admis le 21 août 1890. Une heure et demie avant son admission, il reçut 3 coups de couteau. Une des plaies était située sous le bord costal, et à 4 pouces à gauche de la ligne médiane; 3 pouces d'épiploon sortaient par cette blessure.

La seconde blessure était située 1 pouce au-dessous, et à 2 pouces à droite de l'ombilic. La troisième blessure se trouvait dans le 7e espace intercostal, sur la ligne axillaire droite. Le blessé souffrait beaucoup du shock; température au-dessous de la normale ; pouls 100 et faible ; respiration 30. La blessure du côté gauche fut élargie de 3 pouces, l'épiploon rentré ; l'intestin examiné et trouvé sain. La plaie située à droite de la ligne médiane fut agrandie ; et on trouva une plaie du jéjunum de bonne grandeur. On la sutura à la soie par 4 fils séparés. Comme il semblait qu'il n'y eût aucun épanchement de matières fécales et très peu de sang, on ne crut pas devoir laver la cavité. Après avoir élargi la plaie du thorax, on put affirmer que le foie avait été lésé. Une quantité considérable de sang noir suivit le trajet du doigt. Afin d'essayer d'atteindre la blessure du foie, on réséqua 4 pouces de la 7e côte et on fendit le diaphragme sur 3 pouces de long : cela donna une excellente voie pour atteindre le foie. On trouva en ce point une hémorrhagie considérable. La plaie du foie avait 1 pouce de long sur 2 pouces de profondeur; suture avec un fort catgut. Les plaies diaphragmatiques et cutanées furent fermées par une suture continue au catgut. La fermeture de la plaie du diaphragme fut rendue difficile par suite des mouvements respiratoires. Pas de drainage ; durée de l'opération 1 heure 1/2. Les 3 jours suivants, pouls 120 ; température 102° F. Respiration 30. Depuis ce jour, la guérison marcha sans accident. Ni péritonite, ni pleurésie. Le malade sort un mois après son entrée à l'hôpital.

H. Dalton fait suivre son observation des remarques suivantes : « Je pense que j'ai eu tort de ne pas faire une incision médiane. J'aurais pu ainsi fermer le péritoine pariétal de chaque côté, et faire, « par cette seule incision, ce que j'ai fait par deux. En opérant comme « je l'ai fait, j'ai doublé les chances d'une hernie abdominale. Il y a « un point sur lequel je désire particulièrement appeler l'attention, « c'est que dans toute plaie pénétrante de l'abdomen par arme blanche, c'est notre devoir d'aller *voir* jusqu'au fond de ces blessures. « S'il existe une plaie de la région inférieure du thorax obliquement « dirigée, il faut l'agrandir suffisamment, au besoin réséquer une côte, « afin de pouvoir affirmer si oui ou non le diaphragme a été perforé. « Aujourd'hui, j'ai fait 33 laparotomies pour plaies pénétrantes de « l'abdomen par coups de couteau. Je n'ai eu à déplorer que trois « morts. J'ai obtenu 30 guérisons. »

N° **86**. — BROCA. *Plaie du foie par coup de couteau. Laparotomie. Mort. (Bull. Soc. chir.*, t. XVII.) — Homme de 45 ans, se porte un coup de couteau de cuisine sur la ligne médiane, à l'épigastre. Le blessé semblait exsangue ; pâleur extrême, pouls misérable. Laparotomie médiane sus-ombilicale. Sutures de 2 petites plaies stomacales. Le sang coulait toujours en abondance ; il venait d'une plaie longue de 7 cent., située à la face inférieure du foie. Sutures de la plaie qui ne saigna plus. Sutures de la paroi abdominale. Mort 10 heures après, avec tous les signes d'une hémorrhagie interne, et à l'autopsie on trouva un épanchement sanguin remplissant le petit bassin et débordant dans les fosses iliaques. Le couteau avait perforé le foie de part en part, et la plaie de la face convexe méconnue avait continué à saigner.

N° **87**. — BROCA. Coup de couteau dans la région ombilicale. Laparotomie exploratrice. Pas de lésions viscérales. Guérison. (Présentation du malade à la séance du 19 novemb. 1890 de la *Société de chirurgie.*)

N° **88**. — TERRIER. (*Bull. Soc. chirurgie*, t. XVII, p. 530.) — Coup de couteau dans l'hypochondre gauche. Hémorrhagie externe presque nulle. La plaie, de 2 cent. d'étendue, siège à peu près sur la ligne mamelonnaire à 2 travers de doigt au-dessous des fausses côtes gauches et à 11 cent. en haut et en dehors de l'ombilic. M. Terrier examine le malade et introduit dans la plaie un stylet qui s'engage de toute sa longueur dans la cavité abdominale ; la plaie est donc pénétrante. Il n'y a pas de signe d'hémorrhagie interne, pas de péritonisme, pas de symptômes de lésions viscérales, sauf un léger ballonnement. Néanmoins laparotomie immédiate (6 heures après le traumatisme). Une partie de l'intestin grêle est dévidée et rentrée au fur et à mesure. On n'y constate que la présence d'ascarides en plusieurs points. On examine l'S iliaque, le côlon transverse, l'estomac. On ne trouve aucune lésion viscérale, aucune section artérielle ; il n'y a point de sang dans le ventre. Suture à 3 étages de la paroi abdominale. Durée, 40 minutes.

Suites opératoires sans accidents ; le malade n'a jamais eu plus de 37°,2. Aucune réaction péritonéale. On enlève les fils profonds le 7e jour et les fils superficiels le 11e. Réunion par 1re intention. Le blessé, entré le 25 mai 1891, sort complètement guéri le 14 juin, soit 20 jours après.

N° **89**. — ROUTIER. (*Communication Soc. chir.*, 1891.) — Homme. Plaie pénétrante de l'abdomen : une frange épiploïque qui sortait avait été réduite par l'interne de garde. Il sort par la plaie un peu de sang à la pression. Laparotomie exploratrice. Bien que la plaie cutanée fût très étroite, le péritoine est ouvert sur une étendue de 10 à 12 centim. Plusieurs artères du muscle droit étaient blessées, un énorme caillot occupait l'épaisseur de la paroi abdominale ; un autre caillot qui avait le volume d'une tête de fœtus à terme est trouvé dans l'abdomen. Ligatures. Guérison.

Routier ajoute que le blessé a été sauvé par l'intervention ; si le ventre n'avait pas été ouvert, il aurait succombé à l'hémorrhagie.

N° **90**. — TERRIER. (Observation recueillie par M. LOUIS, interne du service.) — Homme, âgé de 25 ans, entre le 5 mars 1890 à 11 h. 1/2 du soir à l'hôpital Bichat. Plaie horizontale de 2 cent. de long, de l'abdomen. Les lèvres de la plaie sont saillantes et soulevées par un caillot. Elle présente en son milieu un lobule graisseux (hernie du grand épiploon). L'interne de garde fait endormir le blessé par un de ses collègues, et agrandit la plaie abdominale. Introduisant alors son doigt dans l'abdomen, il ne sentit rien d'anormal : pas de sang épanché, pas de matières intestinales. Une éponge montée sur une pince à pression, introduite par la plaie jusque dans la fosse iliaque, ne ramène aucune trace de sang ou de matières intestinales. On fait la suture du péritoine et des téguments. Un drain est placé dans la plaie.

Le lendemain matin, à la visite, le blessé semble bien aller : pouls 100, température 37°,6 ; ventre à peine douloureux, toutefois le facies est un peu tiré. Dans la journée les phénomènes péritonitiques s'accentuent et le blessé meurt le 7 mars.

L'autopsie médico-légale fut faite par le Dr Socquet le dimanche 9 mars. Pas de traces d'inflammation ni de pus au niveau de la suture épiploïque. Les anses intestinales grêles situées dans la fosse iliaque gauche sont congestionnées et agglutinées par des adhérences de formation récente ; pas d'épanchement de matières intestinales dans le péritoine. En incisant l'intestin grêle après l'avoir séparé du mésentère, et après l'avoir étalé, on trouve sur une des anses situées dans la fosse iliaque une perforation. Cette lésion est rectiligne ; elle a à peine 1 millim. de large et 7 à 8 millim. de long.

N° **91**. — HARTMANN. (Service du Dr TERRIER.) — Femme âgée de 62 ans, se donne un coup de couteau de cuisine dans le bas-ventre le 9 mars 1891, vers 9 heures du matin. L'orifice d'entrée est sur la ligne médiane à 3 travers de doigt au-dessus du pubis ; la plaie se dirige très obliquement à gauche et en haut ; en soulevant une de ses lèvres on aperçoit la face profonde du muscle droit. La malade a eu dans la matinée deux vomissements à une 1/2 heure d'intervalle ; puis elle a uriné normalement. Pouls 104, très irrégulier comme fréquence et comme force ; la partie inférieure du ventre est ballonnée et l'on constate une douleur vive à la palpation du côté de la fosse iliaque gauche. Laparotomie à 4 heures 1/2 du soir. La plaie déchiquetée est remplie par un caillot noirâtre ; elle est pénétrante. Masse épiploïque ecchymotique du volume d'un demi-œuf de poule fait hernie sous la peau à travers une boutonnière du muscle droit. On constate l'intégrité des anses intestinales. Le moignon épiploïque est réduit. Sutures de la paroi après régularisation de la plaie. Durée de l'opération, 40 minutes. Les suites opératoires furent des plus simples, sauf un peu de suppuration sur le trajet du drain sous-cutané, retiré le 12e jour.

Le 21e jour, la malade quitte l'hôpital parfaitement guérie.

N° **92**. — FLAMERDINGHE. (*Deut. med. Wochensch.*, 25 sept. 1890.) — III. *Plaie de l'abdomen par instrument piquant. Issue de l'épiploon. Laparotomie. Guérison.* — W. F..., homme de 21 ans, reçoit le 18 mars 1889, un coup de couteau dans la région ombilicale, se promène toute la nuit et n'entre à l'hôpital que 8 heures après l'accident. La plaie donne issue à une circonvolution épiploïque d'environ 5 cent. de long. Pas de vomissement, pas de signes de lésions intestinales. Laparotomie. Réduction après désinfection de l'épiploon hernié. Sutures profondes et superficielles de la plaie abdominale. Guérison en huit jours sans réaction post-opératoire.

N° **93**. — Kochler. *Berl. klin. Wochenschr.*, 22 déc. 1880.) — *Plaie pénétrante de l'abdomen par un couteau de poche. Hémorrhagie interne. Laparotomie une heure après l'accident. Guérison.* — Coup de couteau au-dessous de l'ombilic chez un jeune homme. Signes d'hémorrhagie interne. Laparotomie ; issue de 5 ou 6 caillots et d'une quantité de sang liquide ; l'épiploon et l'intestin semblent lavés dans le sang. Pas de plaie de l'intestin ; pas de vaisseaux saignants ; on trouve dans l'épaisseur des parois abdominales, deux artères béantes, mais ne donnant pas de sang et appartenant à l'épigastrique. Ligature. Durée de l'opération, deux heures.

Guérison complète en 6 semaines.

N° **94**. — Broca. *Plaie du foie par coup de couteau. Laparotomie exploratrice Mort.* (*Bull. Soc. chir.*, t. XVII.) — Homme 39 ans, se donne 2 coups de couteau, l'un dans l'hypochondre gauche, l'autre à l'épigastre. Issue de l'épiploon par la première de ces plaies. Ligature. Hémorrhagie abondante venant de l'abdomen. Laparotomie. Évacuation de nombreux caillots sanguins ; deux plaies antéro-postérieures sur la face supérieure du foie, dont une donne passage à un écoulement de sang rouge abondant. Le foie cirrhotique se déchira sous les fils dans un essai de suture. Attouchement au thermocautère inefficace. Tamponnement à la gaze iodoformée ; l'hémostase est ainsi obtenue. Mais il venait encore du sang, en moindre abondance il est vrai : l'exploration fut infructueuse à en révéler la source. Mort au bout de 60 heures. A l'autopsie, début de péritonite au niveau du foyer opératoire, de plus épanchement sanguin d'un litre environ. Sur la face convexe du foie, cirrhotique et graisseux, pesant 2,230 gr., il existe 2 plaies méconnues et une à la face inférieure. Dans la plaie tamponnée s'ouvre une veine sus-hépatique grosse comme une plume d'oie.

N° **95**. — Klinger. (*Wien. med. Presse*, n° 26, 1889.) — *Ablation d'une rate herniée.* — Coup de couteau au côté gauche de l'abdomen. Plaie longue de 4 cent. 5, large de 2 cent. donnant issue à la rate retenue par son pédicule. Ligature du pédicule. Deuxième ligature le 7e jour. La rate se détache le 18e. Fièvre à plusieurs reprises. Guérison complète en 6 semaines.

N° **96**. — Margulies. *Stab wound of the abdomen and small intestine.* (*New-York med. Journ.*, 29 août 1891.) — Homme 32 ans, blessé au flanc gauche. La lame souillée d'un couteau de poche a sectionné les 3/4 de la circonférence d'une anse intestinale grêle et un peu du mésentère. L'intestin sectionné fait hernie à travers la plaie de la paroi abdominale et se trouve partiellement étranglé. Vomissements, mais pas de choc. Sutures de Lembert. Élargissement de la plaie de la paroi pour réduire. Pas d'exploration de l'intestin. Guérison.

N° **97**. — Dubreuil. (Montpellier.) — Homme. Coup de couteau à la partie postéro-supérieure du flanc gauche. Vomissements. Dyspnée. Épanchement séro-sanguin. Pas de lésion intestinale trouvée. Mort.

Autopsie : Plaie méconnue du côlon descendant.

N° **98**. — Reclus. (*Bull. Soc. chir.*, 1889.) — Homme de 20 ans. Coup de couteau à 12 cent. à gauche de l'ombilic. Issue de sang et d'une frange épiploïque. Nausées. Vomissements. Pouls fréquent. Laparotomie 14 heures après. Ligature d'une épiploïque. 2 perforations du mésentère, 2 de l'intestin. Suture. Mort.

N° **99**. — Morton. (*Journ. of Amer. med. Chicago*, février 1887.) — Homme de 40 ans. Coup de couteau à 2 pouces au-dessus de l'arcade crurale droite. Hémorrhagie abondante. Douleurs. Nausées. Laparotomie 1 heure après. Réduction de la masse herniée. 4 plaies du petit intestin, 1 du côlon, 1 du mésentère. Suture. Guérison.

N° **100**. — Guert. (*Bull. Soc. chirurgie*, 1889.) — Coup de couteau à 2 doigts au-dessous de l'ombilic. Issue d'une anse intestinale. 2 plaies sur cette anse. Suture de Lembert. Au 4e jour, effort de défécation. Syncope et mort.

Autopsie ; Plaie réunie. Quantité de sang. Déchirure fraîche du grand épiploon.

N° **101**. — Kœstner. (In th. Bailly, 1874, Paris.) — Enfant de 10 ans. Plaie à l'épigastre. Hernie de l'estomac avec une plaie de 1 cent. 1/2. Suture. Guérison.

N° **102**. — Schetelig. (*Berl. klin. Woch.*, 1882.) — Homme de 60 ans. Plaie du bas-ventre. Vomissements. Issue de 60 cent. de côlon. Suture d'une plaie du côlon de 2 cent. Guérison.

N° **103**. — Botham. (*Lancet*, London, 1876.) — Homme de 26 ans. Coup de couteau à 1 pouce au-dessus de l'aine gauche. Issue d'une masse énorme d'intestin portant 3 plaies qui sont suturées. Guérison.

N° **104**. — Dood. (*British med. Journal*, novembre 1872.) — Homme de 24 ans. Plaie à 2 pouces 1/2 à droite de l'ombilic. Hémorrhagie abondante. Issue d'épiploon et d'une anse d'iléon perforée. Suture de la perforation. Guérison.

N° **105**. — Goshkevitch. (*Russkaïa meditzina*, 1887.) — Homme reçoit un coup de couteau dans la région hypogastrique. Issue de la masse intestinale qui gît sur le sol. Sutures de 4 plaies de l'intestin grêle. Lavage du péritoine. Sutures de la paroi. Guérison.

N° **106**. — Teziakoff. (*Meditzinskoie Oborrenie*, 1887.) — Femme de 53 ans, blessée à 2 cent. de l'ombilic par une tige de fer. 24 heures après le traumatisme, elle se trouve dans une grande dépression. Une anse intestinale étranglée porte une blessure de 4 cent. Suture de la plaie de l'intestin. Lavage du péritoine. Guérison.

N° **107**. — Larroque. (*Union médicale*, 1888.) — Homme de 20 ans, reçoit un coup de couteau dans la région iliaque droite. Par la plaie sort un bout d'intestin sentant l'urine. Suture de deux plaies intestinales siégeant sur l'anse herniée. Réduction. Guérison.

N° **108**. — Burrel. (*Boston med. and surg. Journ.*, 1889.) — Homme de 45 ans, reçoit un coup de poignard. La plaie qui a une étendue de 1 pouce 1/2 est voisine de l'épine iliaque droite. La méthode de Senn décèle une perforation. Laparotomie au niveau de la plaie. Suture d'une plaie siégeant sur le bord libre de l'intestin. Réduction. Guérison.

N° **109**. — Cabot. (*Boston med. and surg. Journ.*, 1889.) — Homme de 50 ans, est blessé d'un coup de couteau. La plaie siège à 1 pouce sur le bord externe du muscle droit, à 1 pouce au-dessus de l'ombilic. Douleur vive. Choc. Laparotomie exploratrice ne dévoile aucune perforation intestinale. Guérison.

N° **110**. — Pillet. (*Poitou médical*, 1887.) — Homme de 25 ans, reçoit, dans le flanc gauche au-dessous de l'ombilic, un coup d'un long couteau. Une anse d'intestin longue de 25 cent. et de l'épiploon font hernie par la plaie de pénétration. Laparotomie. Sang et matières intestinales épanchées dans le péritoine. Sutures de 3 plaies de l'intestin. Ligature et résection de l'épiploon. Guérison.

N° **111**. — Berger. (*Ac. de médecine*, 1887.) — Une femme reçoit un coup de couteau dans la région sous-ombilicale. Laparotomie. Suture intestinale. Guérison.

N° **112**. — Poisson. (*Gaz. méd. de Nantes*, 1884-1885.) — Un homme reçoit un coup de couteau dans le ventre. Bien que la plaie soit reconnue pénétrante on suture de suite la plaie de la paroi après désinfection. Le lendemain, issue par la suture de liquide fécaloïde. La suture de la paroi est enlevée. On suture une plaie de l'intestin. Péritonite aiguë existe au moment de l'opération. Mort.

Autopsie : Petite plaie intestinale méconnue.

N° **113**. — Laennec. (*Journ. de méd. de l'Ouest.*) — Homme est blessé, au niveau de la partie moyenne du flanc gauche, d'un coup de couteau. Par la plaie issue de 2 anses intestinales perforées. Boiffin suture ces deux perforations ; lave l'intestin et réduit. Guérison

N° **114**. — Bouilly. (*Soc. de chirurgie*, 1887.) — Homme reçoit un coup de couteau dans le scrotum. La lame, suivant un trajet bizarre, blesse une anse intestinale. 36 ou 40 heures après, laparotomie et suture intestinale. Mort.

N° **115**. — Berger. (*Bull. Soc. chir.*, 1888.) — Un malade est apporté à

Lariboisière après avoir reçu un coup de couteau dans le ventre. Un bout d'épiploon est engagé dans la plaie. Laparotomie. Pas d'épanchement stercoral. 2 plaies de 8 millim. sur une anse d'intestin grêle sont oblitérées. Sutures de 3 perforations du mésentère. Hémorrhagie. Mort.

Autopsie : Plaie du pylore oubliée, mais bouchée par la muqueuse.

N° **116**. — Nélaton. (*Bull. Soc. chir.*, 1889.) — Un homme de 37 ans, est blessé au ventre d'un coup de long couteau. Plaie de 3 doigts entre l'ombilic et l'épine iliaque gauche. Hernie d'une anse intestinale. Issue de gaz par la plaie. Débridement. Suture de la perforation intestinale par 4 points. Guérison.

N° **117**. — Bull. (*Ac. royale d'Irlande*, 1887.) — Jeune homme de 15 ans est blessé avec un ciseau de menuisier, à moitié distance du cartilage xiphoïde et de l'ombilic, un peu à droite. Hématémèse. Collapsus. Laparotomie : Incision de 8 cent. Quantité énorme de sang dans le péritoine. Plaie de l'estomac de 15 millim. Ligature d'une grosse veine. Guérison.

N° **118**. — C. Jones. (*New-York med. Journ.*, 1888.) — Homme de 19 ans reçoit un coup de couteau à l'épigastre. Par la plaie issue d'épiploon et de matières alimentaires. La plaie cutanée est élargie. Suture d'une plaie de l'estomac longue de 3/4 de pouce. Guérison.

N° **119**. — Mejasson. (*Arch. de med. et de pharm. milit.*, 1889.) — Femme de 35 ans, est blessé d'un coup de couteau à la partie médiane de l'abdomen. Issue, par la plaie, d'une anse grêle blessée perpendiculairement à son axe près du bord mésentérique ; plaie obturée par le renversement de la muqueuse. Plaie cutanée élargie. 3 points de suture de Lembert. Guérison.

N° **120**. — Le Dentu. (*Gaz. méd. de Paris*, 1887.) — Homme blessé au ventre par une rondelle de cuivre. Hernie de l'épiploon par la plaie. Laparotomie. Plaie intestinale de 1 cent. 1/2. Suture. Mort. Pas d'autopsie.

N° **121**. — Henry Wilson. (*Lancet*, London, 1881.) — Homme de 22 ans, reçoit un coup de poignard dans la région hypogastrique droite. Hernie de 2 pouces d'intestin grêle. Plaie de l'intestin intéressant la moitié de sa circonférence. Débridement de la plaie cutanée. Suture intestinale, Guérison.

N° **122**. — Duprée. (*New-Orleans med. and surg. Journ.*, 1887.) — Homme blessé à l'abdomen d'un coup de poignard. Collapsus. La plaie permet l'issue de presque tous les viscères abdominaux. Issue de sang et de matières fécales. 4 perforations intestinales sont suturées. Guérison.

N° **123**. — Pitteloud. (*Rev. Hayem*, 1887.) — Homme de 29 ans, blessé d'un coup de couteau au niveau de la partie antéro-inférieure des fausses côtes gauches. Issue de 40 à 50 cent. du côlon transverse blessé sur une longueur de 1 cent. Suture par trois points. Guérison.

N° **124**. — Steiger. (*Rev. Hayem*, 1887.) — Homme reçoit un coup de couteau au niveau des fausses côtes droites. Issue de 3 mètres d'intestin grêle. Suture de 7 perforations intestinales. 29 points de sutures. Durée de l'opération, 2 heures 30. Guérison.

N° **125**. — Gorham. (*Rev. de Hayem*, 1886.) — Homme de 20 ans, blessé au ventre par un instrument piquant. Issue par la plaie de l'épiploon et d'une anse intestinale complètement divisée. 7 points de suture intestinale. Guérison.

N° **126**. — Tanarsky. (*Société império-royale des médecins de Buda-Pesth*, octobre 1891.) — Homme reçoit dans le cours d'une rixe un coup de couteau dans l'estomac et a la présence d'esprit de retenir avec la main les viscères qu'il sentait s'échapper par la plaie. Il perd ensuite connaissance et est apporté dans cet état à l'hôpital. A l'examen on trouve à 2 cent. au-dessus de l'ombilic une plaie transversale avec hernie de l'intestin grêle, du côlon transverse et de la grande courbure de l'estomac avec écoulement du contenu stomacal par la plaie. Les intestins étaient salis par de la poussière de charbon. En plus, hémorrhagie artérielle par la plaie de l'estomac. Suture de Lembert sur la plaie de l'estomac. Nettoyage et suture du péritoine. Guérison sans accidents en 12 jours.

N° **127**. — Boiffin (de Nantes). (*Soc. de chir.*, avril 1891.) — Homme reçoit un coup de couteau dans le ventre. Par la plaie fit issue une anse sur laquelle on voit deux perforations qui sont suturées. L'intestin est attiré au dehors, et on découvre deux autres perforations qui sont oblitérées. La plaie est débridée au bistouri boutonné pour pouvoir réduire. L'homme sortait guéri au bout de 4 semaines.

Cette observation ne devrait pas raisonnablement faire partie d'une statistique de laparotomie, bien que la plaie fut débridée. D'ailleurs M. Terrier fait la remarque suivante à propos de cette communication : « J'ai peu à ajouter à cette observation, où le succès justifie la conduite du chirurgien. Pour mon compte cependant, j'aurais plus largement débridé la plaie pour bien m'assurer de l'état de l'intestin et surtout des vaisseaux dans le ventre.

N° **128**. — Boiffin (de Nantes). (*Soc. de chir.*, avril 1891.) — Un homme alcoolique voulant se suicider, se coupa la trachée et s'enfonça son couteau dans le ventre. Après avoir suturé la trachée, M. Boiffin introduisit une pince dans la plaie abdominale ; elle s'enfonça à 10 cent. Il en écarta les mors et vit s'écouler du sang.

Laparotomie médiane : On trouve deux plaies intestinales d'où s'écoulait un pus verdâtre, et une plaie du mésentère. Épanchement sanguin abondant. Examen méthodique de l'intestin. Sutures. Transfusion d'un litre de sérum artificiel. Pendant quelques jours, le blessé sembla aller bien : mais le 5e jour, Boiffin trouva que deux des fils d'argent de la plaie s'étaient rompus et l'intestin faisait issue. La plaie fut désunie et le péritoine lavé. Néanmoins le malade succombait le lendemain à une péritonite commençante pour laquelle Boiffin penche à incriminer la désunion de la plaie.

N° **129**. — Broca. (*Société de chirurgie*, 29 avril 1891.) — Homme reçoit un coup de couteau un peu à gauche et au-dessous de l'ombilic. La plaie cutanée, petite, ne donnait issue à rien quand M. Broca vit le malade 1 heure 1/2 après son arrivée à l'hôpital Bichat. La plaie fut explorée au stylet, puis au doigt ; elle était sûrement pénétrante, et malgré l'absence de tout symptôme, la laparotomie exploratrice fut faite. L'intestin grêle fut dévidé de bas en haut, puis de haut en bas en le réduisant à mesure ; on examina l'épiploon, le côlon transverse ; on constata l'intégrité du tout, on sutura par sa face profonde la plaie accidentelle qui fut drainée, car M. Broca la jugea avec raison suspecte. Réunion de la plaie. Le malade tout le temps apyrétique, sortait guéri au 19e jour.

N° **130**. — Adler (de Berlin.) (*Mercredi médical*, août 1891.) — Un homme de 20 ans, reçoit (octobre 1889) un coup de couteau dans le côté droit. Apporté dans un poste de secours médicaux, on lui suture la peau, et on le transporte à son domicile. Le lendemain, au réveil, il trouve toute sa literie traversée par du sang. On appelle un médecin qui fait un tamponnement à la gaze iodoformée. Onze heures plus tard, le malade est transporté à l'hôpital déjà très anémié. A l'examen, on trouve une plaie verticale de 1 cent. 1/2 entre les 11e et les 12e côtes du côté droit, sur la ligne axillaire, par où le sang s'écoule en grande quantité. La plaie étant agrandie, on introduit le doigt et on constate très nettement une plaie du diaphragme. On essaie encore une fois le tamponnement ; mais l'air pénétra à ce moment dans la plèvre. On résèque alors la 11e côte sur une étendue de 4 cent., et après avoir ouvert le diaphragme, on tomba sur une plaie du foie qu'on ferma avec trois points de suture en bouton. Le sang ne continuait pas moins de couler par la plaie à chaque expiration. Dans l'idée qu'il y avait lésion d'un autre organe, la plaie fut encore agrandie de façon à mesurer 10 centim., le péritoine divisé, et les viscères examinés. Résultat négatif. Suture du diaphragme ; toilette du péritoine. Six semaines après, le malade quittait l'hôpital guéri.

N° **131**. — Terrier. (*Soc. de chirurgie*, juillet 1891.) — Un homme, qui venait de recevoir un coup de couteau, est apporté à l'hôpital Bichat. La plaie, d'une étendue de 2 cent., siégeait à 2 travers de doigt au-dessous des fausses côtes, à peu près sur le trajet de la ligne mamelonnaire. Un premier pansement, après désinfection de la plaie, eut lieu immédiatement. Le lendemain, je vis le malade. Après m'être assuré avec une sonde cannelée, stérilisée, que la plaie était pénétrante, bien qu'il n'y eût pas de signes d'hémorrhagie, j'ai procédé sans retard à la laparotomie médiane, qui m'a permis de constater l'absence d'épanchement dans le péritoine et l'intégrité absolue de tout le tube stomaco-intestinal minutieusement examiné.

La plaie ne donnant pas de sang, je me suis contenté de la nettoyer du côté de la face profonde de la paroi abdominale, sans la suturer et j'ai refermé le ventre. Il n'y a eu aucune réaction et le malade était guéri quelques jours après.

Pendant le dévidement des anses intestinales, j'ai constaté qu'elles étaient remplies d'ascarides lombricoïdes.

N° **132**. — Edouard Adler. (*Hôpital Beaujon.*) — Un petit garçon de 14 ans, Camille Al..., est apporté à l'hôpital Beaujon, le 29 octobre 1891, vers 3 heures de l'après-midi. Une heure avant, en tombant sur un tesson de bouteille, il s'était fait une plaie pénétrante de l'abdomen siégeant à 3 centim. à gauche de l'ombilic. Par la plaie, qui avait une étendue de 2 centim. faisait issue une longueur d'intestin grêle de 80 centim. L'intestin, qui ne paraissait pas étranglé dans la plaie de la paroi, était sale, couvert de poussière et de brins de paille; pas de lésions intestinales au niveau de l'anse herniée. Je priai un de mes collègues de donner le chloroforme et je fis un grand lavage de l'anse intestinale herniée avec de l'eau bouillie. Je l'attirai un peu au dehors. Pour la réduire, j'agrandis la plaie avec des ciseaux d'une façon suffisante pour me permettre de voir dans la cavité abdominale. Je fis la ligature d'une veine du grand épiploon, qui saignait. Après avoir examiné l'intestin au niveau de la plaie, et nettoyé avec des éponges qui revenaient absolument nettes, je refermai la paroi par 5 points de sutures aux crins de Florence, Pansement ouaté abdominal.

Le malade eut tout le temps après l'opération une température normale, et il sortait complètement guéri une quinzaine de jours après.

N° **133**. — Edouard Adler. *Plaie pénétrante de l'abdomen par instrument piquant. Issue de l'épiploon. Réduction. Guérison.* — Le nommé Charles F... entre le 2 novembre 1891 à l'hôpital Beaujon, dans le service du Dr Labbé. Six jours avant, il avait reçu un coup de canne à épée dans le ventre, à 3 cent. au-dessus et 4 cent. 1/2 à droite de l'ombilic. Par la plaie très petite faisait issue une masse épiploïque complètement adhérente aux bords de la plaie cutanée, sphacélée et suppurant légèrement. Je circonscrivis la plaie de 2 incisions courbes, jusqu'au péritoine qui fut ouvert. L'épiploon attiré au dehors fut lié, réséqué et réduit. Suture de la paroi par trois crins de Florence. Suites normales. Guérison complète au bout de huit jours.

Plaies de la vessie.

N° **1**. — Walters. (Pittsburg.) — Homme de 22 ans, opéré 2 heures après.

Signes de péritonite aiguë. Épanchement abondant de sang et d'urine. Plaie étendue à la base de la vessie. On enlève le sang et l'urine. Drainage. Guérison. On met un cathéter dans la vessie.

N° 2. — W. T. Bull. (*Annals of Surgery*, 1885.) — Homme de 40 ans. Intervention 13 heures après. Choc considérable. Urines sanglantes. Matité à l'hypogastre. Le cathéter passe en arrière de la vessie. Déchirure de 3 pouces 3/4 de la paroi postérieure de la vessie. Sept sutures de Lembert. Mort en 7 heures.
Remarque : Il y avait aussi fracture du bassin.

N° 3. — Jos. M. Fox. (*Med. News*, décembre 1887.) — Homme de 38 ans. Intervention 19 heures après. Douleur vive au niveau de la vessie et envies fréquentes d'uriner. Urines sanglantes. Choc intense. Épanchement abondant de sang et d'urine. Déchirure triangulaire de 2 pouces 1/2 de la paroi antérieure de la vessie. Quinze sutures de Lembert. Sonde à demeure dans l'urèthre. Mort en 42 heures. On n'avait pas fait le drainage abdominal. A l'autopsie la plaie de la vessie était solide.

N° 4. — J. Duncan. (*Lancet*, 1886.) — Homme de 38 ans, opéré 22 heures après. Choc; besoin d'uriner impossible à satisfaire. Péritonite; vomissements. Epanchement de sang et d'urine. Rupture de 2 pouces 1/2 de la paroi postérieure de la vessie. Drain en verre suturé dans la plaie vésicale. Mort en 55 heures.
Remarque : Anurie.

N° 5. — W. Mac Cormac. (*Lancet*, 1886.) — Homme de 37 ans, opéré 27 heures après. Liquide dans l'abdomen. Signes de péritonite au début; nausées. Épanchement abondant de liquide sanguinolent; déchirure de 3 pouces à la partie supérieure de la vessie. Douze sutures de Lembert. Guérison.
Remarque : Il put uriner volontairement dès le début.

N° 6. — Mac Gill. (*Lancet*, 1886.) — Homme, opéré le 3e jour. Pas de douleur au début; mais elle apparaît vite; urines sanguinolentes. Il ne pouvait pas uriner bien qu'il en ait envie. Péritonite au début. On trouve une pinte d'urine dans l'abdomen, et une déchirure de 4 pouces de la vessie. Onze sutures. Mort en 17 heures.
Autopsie : La blessure de la vessie est en bon état.

N° 7. — C. Heath. (*Brittish med. Journ.*, 1886.) — Adulte, opéré 40 heures après. Ventre tendu. Le cathétérisme ramène de l'urine sanguinolente. Le malade sent, dans l'abdomen, l'eau qu'on injecte dans la vessie. Déchirure de la vessie. Suture continue. Mort en 6 jours.
Autopsie : La plaie livrait passage à l'urine.

N° 8. — Hofmokl. (*Brit. med. Journ.*, 1883.) — Adulte. Les symptômes étaient surtout ceux d'une rupture extrapéritonéale. On trouve une rupture de la vessie intra et extrapéritonéale. Grande infiltration sanguine des tissus. Suture partielle. La partie supérieure de la plaie est laissée ouverte et drainée. Guérison.

N° **9.** — Mac Cormac. (*Lancet*, 1880.) — Homme de 33 ans, opéré 10 heures après. Il avait fait un mille à pied pour aller à l'hôpital le lendemain du traumatisme. On ramène 95 onces d'urine sanguinolente par le cathétérisme. Déchirure verticale et médiane de la vessie, longue de 4 pouces. Seize sutures de Lembert. Guérison.

N° **10.** — A. Willette (*San Bartholomew hosp. Rep.*, 1876). — Homme de 48 ans. Intervention 29 heures après. Choc et douleur. Urines sanglantes par le cathétérisme. Plus tard symptômes de péritonite. Déchirure de 3 pouces 1/2 traversant le fond de la vessie. Sutures à points séparés. Mort en 23 heures.

Autopsie : On trouve une partie de la blessure rouverte.

N° **11.** — A. W. M. Robson. (*Mac Cormac's Monograph.*, 1887.) — Homme de 68 ans. Intervention 3 heures après. Besoins fréquents et impossibilité d'uriner. Urines sanglantes par le cathétérisme. Fracture du côté droit du bassin. Pouls faible. On ne trouve rien. La portion péritonéale de la vessie ne fut pas examinée. Mort en peu d'heures.

Autopsie : La paroi abdominale au-devant de la vessie était infiltrée de sang et d'urine. La vessie était déchirée et pénétrée par des fragments d'os.

N° **12.** — Socin et Keyser. (*Annals. Surg.*, février 1887.) — Homme de 20 ans. Rétention d'urine. Liquide sanguinolent retiré par le cathétérisme. Douleur au niveau du pubis. Hoquet. Déchirure extrapéritonéale de 1/2 pouce de la vessie. Vessie suturée à la paroi abdominale. Drain placé dans la cavité vésicale. Guérison.

Remarque : On laissa le drain pendant 9 jours.

N° **13.** — Sonnenburg. (*Cent. f. Chir.*, 1885.) — Opéré 2 jours après. Le cathétérisme ramène une urine claire. Signes de péritonite commencée au bout de 24 heures. Déchirure du sommet au col de la vessie le long de la paroi postérieure. Pas de sutures. Drainage de la vessie. Mort le 4e jour de péritonite intense.

N° **14.** — C. J. Simonds. (*Trans. clin. Soc. London*, 1888.) — Jeune fille de 7 ans, opérée 7 heures après. Collapsus considérable ; douleur vive à l'épigastre, nulle à l'hypogastre. Vomissements de sang. La douleur au niveau de la vessie commença 7 heures après le traumatisme. Le cathétérisme ramène du sang presque pur. Déchirure en forme d'Y au sommet de la vessie, à la fois intra et extrapéritonéale. La cavité du péritoine pelvien était pleine de sang et d'urine. 12 sutures de Lembert. Deux pintes de sang et d'urine furent enlevées. Pas de drainage. Mort en 7 jours.

Autopsie : Péritonite suppurée. La blessure avait laissé passer de l'urine. Deux jours après l'opération, on avait rouvert et irrigué le ventre. Écoulement d'urine à travers la plaie, depuis lors jusqu'à la mort.

N° **15**. — T. P. TEALE. (*Mac Cormac's Monogr.*, 1887.) — Homme de 25 ans, opéré 2 heures après. Coup de pied dans l'abdomen. Douleur à l'hypogastre. Impossibilité d'uriner. Pas de choc. Plus tard tympanisme et matité dans les flancs. L'intestin flottait dans une grande quantité de liquide coloré en jaune. Déchirure verticale de 1 pouce du fond de la vessie. On nettoie l'abdomen de l'urine qu'il contenait. Sutures de Lembert. Tube à drainage à travers le périnée. Mort en 10 heures. Hémorrhagie secondaire venant de la plaie périnéale. Pas de péritonite.

N° **16**. — W. J. WALSHAM. (*Lancet*, 1888.) — Homme de 21 ans, opéré 13 heures après. Presque pas de choc. Déchirure de la vessie de 1 pouce 1/2. Neuf sutures de Lembert. Pas de drainage. Guérison.

N° **17**. — HALSTROM. (*Lancet*, juin 1888.) — Homme de 21 ans. Intervention 13 heures après. Pas de choc. Déchirure de 1 pouce 1/2. Neuf sutures de Lembert. Cathétérisme le 1er jour. Pas de drainage. Lavage boriqué de la vessie. Guérison.

N° **18**. — T. HOLMES. (*Lancet*, juillet 1887.) — Homme de 23 ans, opéré six heures après. Douleur abdominale ; urines sanguinolentes retirées par le cathétérisme. On sentait la pointe du cathéter par la cavité abdominale. Déchirure de 2 pouces. Huit sutures de Lembert. Pas de drainage. Guérison.

N° **19**. — E. L. KEYES. (*New-York med. Rec.*, 1887.) — Homme de 22 ans. Intervention 22 heures 1/2 après. Le cathétérisme ramène un peu d'urine sanguinolente. Péritonite au début. Déchirure de 1 pouce 1/2 en arrière de la vessie. Neuf sutures de Lembert. Cathéter à demeure. Drain abdominal en verre. Mort en 18 heures.

Autopsie : Mort de choc et d'alcoolisme (?).

N° **20**. — H. H. GRANT. (*Journ. Am. med. Ass.*, juillet 1888.) — Homme de 10 ans, opéré 5 heures après. Choc. Urine sanguinolente par le cathétérisme. Vessie affaissée. Déchirures de 2 pouces 1/2. Fracture de la branche horizontale du pubis. Onze sutures de Lembert. Drain en caoutchouc. Irrigation. On pratiqua le cathétérisme toutes les 2 heures après l'opération. Guérison.

N° **21**. — H. O. HITCHCOCK. (*Pittsburg's med. Rev.*, 1888.) — Homme de 34 ans, opéré 18 heures après. Choc. Liquide dans l'abdomen ; impossibilité d'uriner. Le cathétérisme ramène onze pintes d'urine sanglante. Pas de péritonite. Déchirure de 2 pouces. Sutures ; l'affrontement n'était pas parfait. Irrigation. Pas de drainage ; sonde à demeure. Mort le 2e jour.

N° 22. — H. F. Stanton. (*Indian med. Gaz.*, janvier 1889.) — Adulte. Intervention 50 heures après. Coup de pied. Le blessé ne pouvait pas se coucher. Déchirure étendue de la paroi postérieure de la vessie. Sutures de Lembert. Mort en 24 heures.

N° 23. — Blum. (*Arch. gén. Méd.*, juillet 1888.) — Adulte. Intervention 24 heures après. Coup de pied de cheval dans l'abdomen. Impossibilité d'uriner. Urines claires et abondantes par le cathétérisme. Pas de signes de la rupture de la vessie. Opération entreprise pour péritonite. Déchirure de 1 pouce du fond de la vessie. Sérosité abondante, jaune dans la cavité péritonéale. Les bords de la plaie vésicale n'étaient pas infiltrés de sang. Dix sutures de Lembert. Nettoyage de l'abdomen. Drain à demeure. Guérison.

Remarque : Cystite le 13e jour.

N° 24. — W. H. Brown. (*Lancet*, août 1888.) — Homme de 20 ans, opéré 11 heures après. Un cheval était tombé sur lui. Décubitus péritonitique. Abdomen distendu. Le cathétérisme ramène du sang pur. Douleur vive ; impossibilité d'uriner. Déchirure de la paroi postérieure de la vessie ; très en arrière liquide sanguinolent dans le péritoine. Irrigation. Drain abdominal. Sonde à demeure. Blessure inaccessible à la suture. Mort en 11 heures.

N° 25. — H. O. Hitchcock. (*Pittsburg's med. Rev.*, 1888.) — Homme de 34 ans, opéré 36 heures après. Ventre distendu et contenant du liquide. Choc léger. Onze pintes d'urine sanguinolente par le cathétérisme. Déchirure bifide de 6 pouces de long de la partie postérieure du fond de la vessie. Sutures de Lembert. Nettoyage de l'abdomen. Sonde à demeure. Mort en 20 heures. N'a pas réagi ; mort du choc.

N° 26. — C. B. Brandon. (*New-York med. Journ.*, 1889.) — Adulte, opéré le 3e jour après le traumatisme. Douleur vive dans l'abdomen et le pénis ; rétraction des testicules. Pas de sang dans l'urine sauf une fois ; signes de péritonite. Déchirure de la paroi postérieure de la vessie ; plusieurs pintes de liquide sanguinolent dans la cavité péritonéale. Sutures. Mort en 14 heures. Pas d'autopsie.

N° 27. — R. Morrison. (*Brit. med. Journ.*, janvier 1889.) — Homme de 25 ans. Collapsus considérable. La vessie, distendue et étant le siège d'une tumeur, s'était déchirée sous l'influence d'un léger traumatisme. Rupture de 1/4 de pouce à la partie supérieure et postérieure de la vessie. Sutures. Mort en 4 jours de péritonite.

Ruptures ou contusions des viscères de l'abdomen.

N° 1. — Bouilly. (*Bull. Soc. chirurgie*, 1883.) — Homme de 29 ans; intervention 23 heures après l'accident. Signes de début de péritonite; vomissements fécaloïdes. Rupture de l'intestin grêle dans une étendue de 2 cent. Au-dessus de la rupture, plaque de gangrène sur l'intestin. Résection de 5 cent. d'intestin. Mort en 10 jours.

Autopsie : Perforation au niveau de la portion sphacélée.

N° 2. — Chevasse. (*Bull. Soc. chir.*, 1885.) — Homme de 23 ans. D'abord choc; péritonite au moment de l'intervention. Deux plaques contuses sur le côlon; infiltration sanguine de l'intestin et du mésocôlon. Pas d'autre traitement. Mort en 6 jours. Pas d'autopsie.

N° 3. — E. A. Waggener. (*St-Louis Cour. of Med.*, 1886.) — Enfant de 8 ans, opéré 27 heures après l'accident. L'enfant a pu marcher pendant quelque temps. Choc violent et péritonite intense. Rupture de l'intestin située à 2 pieds 1/2 au-dessus de la valvule iléo-cæcale. Matières fécales abondantes dans le péritoine. Sutures. Mort en 2 heures.

N° 4. — T. M. Girdlestone. (*Australian medical Journal*, 1883.) — Homme de 22 ans, opéré le 4e jour. Choc suivi de péritonite; vomissements. Rupture presque complète de l'iléon; déchirures de l'épiploon. Résection de l'intestin blessé. Mort en 1 heure 1/2. Pas d'autopsie.

N° 5. — Fitzgerald. (*Australian medical Journal*, 1883.) — Homme de 58 ans, opéré 20 heures après. Signes d'une double hernie étranglée. Compression brusque de la hernie par le bandage. Rupture de l'intestin grêle; sutures. Mort en 8 heures. Pas d'autopsie.

N° 6. — Dixon. (*Annals of Surgery*, 1887.) — Homme de 32 ans, opéré 7 jours après. Chute d'un endroit élevé. Choc profond. Vomissements; douleur intense dans le dos, dans les reins et dans l'hypochondre droit. Fracture de la 10e vertèbre dorsale. Plus tard température élevée. Tympanisme modéré; léger gonflement et matité de la région cæcale. Une ponction exploratrice ramène un liquide comme de la bile. Rupture de la vésicule biliaire. Infiltration d'une grande quantité de bile le long du bord postérieur du côlon ascendant. Ligature du canal cystique; dissection et excision de la vésicule; cautérisation des tissus adjacents et du pédicule. Mort en 17 jours.

Remarque : Après l'opération, ictère progressif et diarrhée.

Autopsie : Quelques adhérences péritonéales et oblitération du canal cholédoque par un calcul biliaire.

N° **7**. — M. Chauvel. (*Progrès médical*, 7 mars 1885.) — Intervention 8 jours après. Contusion de l'abdomen par coup de pied de cheval. Trois jours après, signes de péritonite généralisée. Contusion du mésocôlon et de la moitié droite du pancréas. Mort 7 jours après l'accident.

N° **8**. — J. Croft. (*Lancet*, 1887.) — Homme de 34 ans, opéré 24 heures après. Coups de pied dans le ventre. Choc ; péritonite. Rupture de la partie inférieure de l'iléon, étendue aux 3/4 de sa circonférence. Épanchement de matières fécales. Lavage de l'abdomen ; suture de la plaie intestinale à la plaie abdominale. Durée de l'opération, 1 heure 1/2. Guérison.

Remarque: Le malade mourut 20 jours après de choc à la suite d'une opération ayant duré 2 heures 1/2 pour fermer son anus artificiel.

N° **9**. — J. Croft. (*Mac Cormac's Monogr.*, 1887.) — Homme de 25 ans, opéré 13 heures après, renversé par une voiture ; douleur et choc. Signes d'hémorrhagie interne ; matité dans les flancs. Rupture de la rate, fracture des 8e et 9e côtes. Deux pintes de sang liquide dans l'abdomen. Excision de la rate. Lavage. Mort en quelques heures. Le malade ne s'était jamais relevé du choc.

N° **10**. — Demons. (*Congrès français de chirurgie*, 1885.) — Adulte serré entre une charrette et un mur. Rupture circulaire de l'intestin. Sutures de Lembert. Nettoyage de l'abdomen. Mort.

Autopsie : Une seconde perforation passée inaperçue.

N° **11**. — Grégory. (*Mac Cormac's Monogr.*, 1887.) — Rupture de l'iléon. Sutures. Mort.

Remarque: L'opération ne fut entreprise que quand tout espoir fut perdu.

N° **12**. — A. O. Mackellar. (*Mac Cormac's Monogr.*, 1887.) — Homme de 57 ans. Contusion par le timon d'une charrette. Collapsus ; douleur ; signes d'hémorrhagie interne ; matité dans les flancs. Rupture de la rate ; épanchement de sang altéré ; fracture de côte. Lavage ; drainage. Mort au 3e jour.

Remarque : On n'entreprit l'opération que lorsque la péritonite fut bien marquée.

Autopsie : On trouve une rupture du rein.

N° **13**. — Edmund Owen. (*Lancet*, 1885.) — Adulte opéré, 41 heures après l'accident. Chute de côté sur le bord d'une planche. Choc ; péritonite. Déchirure de l'iléon dans une étendue d'un pouce. Anus artificiel. Mort 8 heures après l'opération. Pas d'autopsie.

N° **14**. — Alf. Willette. (*Mac Cormac's Monogr.*, 1887.) — Homme de 32 ans. Intervention rapide. Chute sur le dos d'une hauteur de 4 pieds. Immédiatement douleur épigastrique et collapsus ; vomissements incessants ; pas d'obstacle au cours des matières. Emphysème et crépitation autour de l'ombilic. Cavité pleine de sang. Rupture du lobe droit du foie s'étendant jusqu'au hile. On retire plusieurs pintes de sang. Mort 4 heures après l'opération.

Autopsie : Déchirure d'une branche volumineuse de la veine porte.

N° **15**. — Batkinson, (*Brit. med. Journ.*, 1888.) — Homme de 28 ans ; intervention 9 heures après l'accident. Chute contre le bord d'une table. Léger collapsus ; rétraction de l'abdomen ; vomissements. Rupture de l'iléon d'un demi pouce d'étendue. Sang non coagulé ; péritonite avancée. Sutures de Lembert. Lavage à l'eau boriquée ; drain en verre. Le lendemain de l'opération, on avait rouvert le ventre et lavé à nouveau l'abdomen.

N° **16**. — M. C. Burney. (*New-York med. Journ.*, 1889.) — Enfant de 12 ans ; intervention 8 heures après le traumatisme. Chute en travers sur un rail. Choc profond ; douleur dans le dos.

Plus tard, ventre plat ; matité dans les flancs. Amélioration du choc. Laparotomie ; 1/4 de sang non coagulé ; extravasation sanguine le long du côlon et de l'épiploon ; hémorrhagie par une branche de l'artère pancréatico-duodénale. Ligature. Lavage de l'abdomen. Guérison.

N° **17**. — W. Mayo Robson. (*Proc. clinic. Soc.*, London, 1888.) — Homme de 24 ans, opéré 48 heures après. Vomissements continuels et autres signes de péritonite. Rupture de 3/4 de pouce sur l'intestin grêle ne comprenant que la séreuse et la musculeuse. Autre rupture complète avec épanchement abondant de matières fécales. Sutures de Lembert sur la rupture incomplète. Anus contre nature pour l'autre perforation. Lavage ; drainage. Mort 2 heures après l'opération.

Autopsie : Péritonite purulente généralisée. La rupture siégeait à 2 pieds au-dessous du pylore.

N° **18**. — C. K. Briddon. (*New-York med. Journ.*, 1889.) — Homme de 39 ans, opéré 30 heures après ; il avait été contusionné par un brancard de camion. Grande douleur ; choc. Au début, signes d'hémorrhagie. Au moment de l'intervention, distension considérable de l'abdomen. Petite rupture de l'iléon, s'étendant au mésentère ; épanchement sanguin abondant : l'hémorrhagie persiste encore. Matières fécales répandues. Sutures de la perforation. Ligature des artères. Incisions, puis sutures de l'intestin pour donner issue aux gaz. Lavage ; drainage. Mort 20 heures après.

Autopsie : Une pinte de sang provenant d'une artère intestinale dont la blessure avait été méconnue. Péritonite.

N° **19**. — Croft. (*Brit. med. Journ.*, mars 1890.) — *Rupture de l'intestin grêle. Laparotomie. Guérison.* — Garçon de 14 ans reçoit un coup de pied de cheval. Au moment de l'intervention (10 heures après) symptômes de péritonite. Laparotomie : Rupture et contusions de l'intestin grêle. Résection en V de la portion contusionnée. Guérison sans complications. Cessation immédiate des phénomènes de péritonite.

N° **20.** — Rose. (*Berlin klin. Wochens.*, décembre 1890.) — Garçon de 7 ans renversé par une voiture, dont le cheval à dû marcher sur son ventre. Nausées ; vomissements ; urines rares, sanglantes. Intervention le 3e jour. Laparotomie : Cavité de Retzius distendue par de l'urine purulente ; péritoine perforé par fracture du bassin ; agglutinement des anses intestinales formant au-dessus de la vessie rompue longitudinalement et rétractée, une poche remplie d'urine purulente. Péritoine noir, incrusté de sels. Lavages quotidiens de la cavité abdominale avec une solution de zinc et de sublimé. Pas de sonde à demeure ; pas de suture. Drainage antérieur. Après 15 jours, première émission spontanée d'urine ; 10 jours après, urines normales, plaie cicatrisée. Suites éloignées : calculs vésicaux 3 et 6 mois après. Guérison.

N° **21.** — Watson Cheyne. (*Rev. Hayem. Rupture du jéjunum. Laparotomie.*) — Homme de 18 ans. Comme il poussait une voiture à bras par derrière, les brancards buttèrent contre un obstacle et l'arrière de la voiture l'atteignit à la partie sepérieure de l'abdomen. Vive douleur, mais pas de perte de connaissance. Il continua de pousser sa voiture et marcha pendant 1 mille environ. La douleur continuant, il fut transporté à l'hôpital sur un brancard. Il n'avait pas vomi avant son admission et 4 heures après l'accident, il fit un copieux repas. A son entrée, il n'avait ni plaie ni ecchymose de l'abdomen. Cependant il accusait une grande douleur abdominale. Températare, 97° Fahr. Pulsations, 80. Il était assoupi, mais répondait bien. Repos au lit. Opium. Applications émollientes sur l'abdomen. Pendant la nuit, il eût plusieurs vomissements alimentaires ; son urine restant normale. Six jours après, signes de péritonite évidents. Sensibilité dans les flancs, genoux relevés ; vomissements non sanglants, mais d'aliments ayant subi la fermentation. A ce moment, le Dr Watson Cheyne vit le patient pour la première fois. La péritonite généralisée était évidente ; il paraissait y avoir une perforation de l'intestin grêle ; la laparotomie fut décidée : Intestins agglomérés par un exsudat rougeâtre plus abondant dans le cul-de-sac de Douglas où l'on trouva un liquide contenant des aliments à moitié digérés. Cavité abdominale lavée à l'eau chaude. La péritonite était plus accusée derrière le foie et l'estomac et on trouva une déchirure de l'intestin à l'extrémité du duodénum. On attira la portion d'intestin rompu à la partie supérieure de l'incision abdominale, où elle fut suturée. Durée de l'opération : 40 minutes. Mort 9 heures après l'opération.

Autopsie : Péritonite aiguë généralisée et petite quantité de sérosité sanguinolente dans le péritoine. L'exsudat ne s'était pas reformé là où on l'avait enlevé pendant l'opération. Les bords de la plaie intestinale étaient gangrenés.

N° **22.** — Page. (Communication à la *Société clinique de Londres.*) — Traumatisme de l'abdomen sans plaie extérieure chez un enfant. Laparotomie au bout de 46 heures. On constate grand épanchement sanguin causé par une rupture de la rate. Péritonite généralisée. L'intervention amena une amélioration marquée, ralentit le développement de la péritonite et il semble que l'on fut bien près de sauver la vie de l'enfant. Mort.

N° **23.** — PAGE. (Communication à la *Société clinique de Londres.*) — Dans un cas de rupture du foie avec fractures de plusieurs côtes, la laparotomie et le lavage du péritoine 27 heures après l'accident, amena sans aucun doute un ralentissement dans le développement de la péritonite.

N° **24.** — PAGE. (Communication à la *Société clinique de Londres.*) — Dans un autre cas de rupture du foie, il y avait également une petite déchirure des reins. Le traumatisme avait été suivi rapidement de péritonite généralisée. L'hémorrhagie avait été considérable. L'opération n'amena aucune amélioration.

Remarque : Malgré la terminaison de ces trois cas, Page proclame la nécessité d'une exploration précoce surtout quand la péritonite survient après un traumatisme sans plaie extérieure. C'est un fait prouvé dans les cas de rupture de l'intestin, à la suite des contusions abdominales. La source du danger réside dans le sang épanché dans le péritoine.

N° **25.** — MOTY. *Coup de pied de cheval dans l'abdomen. Laparotomie. Guérison.* (*Bull. Soc. chir.*, t. XVI, rapport de CHAUVEL.) — Un militaire reçoit dans la nuit un coup de pied de cheval dans le ventre ; il est transporté au Val-de-Grâce dans la matinée, et soumis à l'observation. Violentes douleurs dans le ventre quand il prend un peu de la potion opiacée qu'on lui a ordonnée. Péritonite éclate franchement à 4 h. 1/2 du soir, dix heures après le traumatisme. Laparotomie à 5 heures du soir à la lumière de la lampe. Déchirure transversale de 2 centim. d'étendue, siégeant sur la face supérieure d'une anse horizontale de l'intestin grêle. Sutures. Lavage du péritoine à l'eau boriquée chaude. Les suites de l'opération furent d'abord très simples. Mais la suture de la paroi abdominale céda au bout de huit jours, et M. Moty fut obligé, après réduction de l'épiploon hernié, de pratiquer la réunion secondaire. Guérison.

N° **26.** — EDOUARD ADLER. (*Hôp. Beaujon.*) — Homme de 30 ans, nommé Bernard Vil..., est apporté à la salle Blandin, service du Dr Léon Labbé, le 21 janvier 1892. Cet homme vient de tomber du 7e étage. Le blessé, fortement étourdi par sa chute, ne présente comme symptômes que de l'hématurie et un peu de douleur dans le flanc droit. Le lendemain, le blessé est en assez bon état. Le traitement consiste dans l'immobilisation au lit, l'abdomen maintenu par un bandage de corps modérément serré. Aucun traitement chirurgical n'est encore proposé. Le 23 janvier, l'état du malade va en déclinant ; il est pâle, fatigué, répondant avec peine aux questions qu'on lui pose. Le ventre est légèrement ballonné. Une légère matité est constatée à plusieurs reprises dans le flanc du côté gauche. Le Dr Michaux, suppléant le Dr Labbé, se décide pour une intervention, et propose la laparotomie au malade qui l'accepte. A 3 heures 1/2 de l'après-midi M. Michaux fait l'opération avec l'aide du Dr Leguen et la mienne. Incision exploratrice de 15 cent. dans le flanc à gauche, au niveau où la matité a été constatée. Deux éponges montées sur des pinces à forcipressure sont retirées imbibées de sang noirâtre liquide. On explore la face antérieure des reins, la vessie et les organes voisins. On ne sent rien, pas de sillons ni de déchirures sur le foie ou la rate. Des éponges montées promenées de tous côtés dans la cavité péritonéale, ne ramènent aucun liquide anormal. Sutures de l'incision abdominale. Le 25 janvier, le malade a un peu de température ; il tousse et on trouve des râles de bronchite à l'auscultation. Malgré ce léger incident, les suites de l'opération furent très favorables, et le blessé est complètement guéri le 13 février, bien qu'il ressente encore un peu de douleur dans la région lombaire.

N° **27**. — Edouard Adler. *Contusion de l'abdomen. Laparotomie trois jours après, le malade étant en pleine péritonite. Mort.* — Le nommé Auguste V..., âgé de 28 ans, fut transporté le 5 novembre 1891 à l'hôpital Beaujon. Cet homme, qui était camionneur de la compagnie des chemins de fer de l'Ouest, descendait une barrique de vin dans une cave, avec l'aide d'un autre compagnon. Celui-ci, sur les marches supérieures de l'escalier, maintenait la barrique au moyen d'une corde, tandis que le blessé, précédant la barrique sur les marches inférieures, aidait à la descente. Tout à coup la corde cassa, et la barrique roulant sur les marches de l'escalier, entraîna le malade et vint le presser contre le mur qui faisait face aux dernières marches. Le malade ressentit une forte douleur qui provoqua immédiatement une syncope. Il fut transporté à Beaujon dans un état de shock profond. Pâleur, pouls faible, rapide, 120 pulsations à la minute, traits tirés, refroidissement marqué, nausées. On ne remarquait rien du côté de l'abdomen ; pas de traces de contusion, pas de ballonnement, pas de changement dans la sonorité abdominale à la percussion. Seulement la pression provoquait une douleur dont le maximum siégeait sur la ligne médiane, à égale distance de l'ombilic et de l'appendice xiphoïde. Traitement : Immobilisation au lit ; bandage abdominal ; glace sur le ventre. Champagne ; eau-de-vie. Le malade se remonta un peu les jours suivants jusqu'au 7 au soir où parurent des vomissements porracés, abondants. Les traits étaient tirés de plus en plus ; le ballonnement abdominal très prononcé. Le malade présentait tous les signes d'une péritonite aiguë. Le 8 novembre, M. Michau décida de faire la laparotomie. L'incision est faite sur la ligne médiane entre l'appendice xiphoïde et l'ombilic, dépassant ce dernier de 3 à 4 cent. au-dessous. Les anses intestinales très dilatées, sont rouges, fortement congestionnées, éraillées par places et agglutinées entre elles par des fausses membranes par endroits ; dans l'angle d'accolement de 2 anses intestinales, on trouve des collections purulentes dont la plus volumineuse contient approximativement deux cuillerées à soupe de pus épais. Nettoyage de la cavité abdominale ; lavage. Quand les intestins sont libérés des adhérences purulentes, on trouve sur une anse de la dernière portion du jéjunum une plaque noirâtre, sphacélée, dont les bords sont limités par une sorte de sillon d'élimination très appréciable. On ne trouve pas de perforations intestinales ; rien du côté du foie ; pas d'épanchement sanguin. Le grand épiploon est seulement très épaissi et est le siège d'un vaste thrombus. L'opération dura 1 heure 20 minutes. Le malade était très faible après l'opération ; il mourut 5 heures après, ayant eu à plusieurs reprises des régurgitations porracées et un hoquet continuel.

L'autopsie ne put être faite, les parents du malade ayant mis opposition.

N° 28. — EDOUARD ADLER. *Contusion de l'abdomen. Laparotomie. Épanchement sanguin considérable. Perforation du côlon transverse. Guérison.* — Le nommé Br..., mécanicien à la compagnie de l'Ouest, se trouvait sur sa machine en marche, lorsqu'en sens contraire arrive une autre machine sur laquelle un instrument à attiser le feu, à long manche, dépassait de beaucoup la limite de protection entre les 2 voies. Br... reçut une contusion violente de l'abdomen causée par le manche du ringard. Il eut une syncope qui dura quelques minutes ; et il fut transporté au poste de secours. De là, son état devenant grave, il fut dirigé à l'hôpital Beaujon. Au moment de son admission, il est dans un état de shock profond ; la face très pâle, les yeux tirés ; il a les extrémités froides, le pouls petit et très rapide, la respiration fréquente et entrecoupée. En raison de son état jugé désespéré, on se contente de le réchauffer par des frictions, des injections nombreuses d'éther ; on lui place quatre bouteilles d'eau chaude dans son lit. Deux heures après, le blessé qui était en état de faiblesse extrême, commence à se réchauffer un peu et à répondre aux questions qu'on lui pose.

Le lendemain matin, le ventre est très sensible surtout au voisinage de l'ombilic ; le malade ne vomit pas ; il est encore très pâle ; le pouls quoique plus fort que la veille est toujours rapide et faible. M. le docteur Michaux propose la laparotomie qui est acceptée.

Incision médiane entre l'appendice xiphoïde et l'ombilic. Pas de péritonite, mais seulement ballonnement intestinal. Épanchement considérable de sang, de 1 litre 1/2 environ : Le sang est noir, non coagulé, libre dans la cavité abdominale. Examen de l'intestin grêle puis du gros intestin. On découvre une perforation siégeant à peu près au niveau de l'angle formé par le côlon ascendant et le côlon transverse. La perforation a les dimensions d'un pois, elle a livré passage à un pépin de pomme ou de poire entouré de matières fécales dures. Le grand épiploon passe au-devant de la perforation et n'a pas permis le déplacement de ce corps étranger dans la cavité péritonéale. Pas d'adhérences épiploïques au niveau de la perforation. Sutures de Lembert et greffe de l'épiploon. Lavage et nettoyage avec des éponges de la cavité péritonéale. Sutures à double étage de la paroi abdominale. Les suites de l'opération furent très favorables, bien que le malade soit resté pendant cinq jours dans un état de faiblesse alarmant. Il quittait l'hôpital Beaujon, complètement guéri, le 29 janvier 1892.

(L'observation de ce malade a été communiquée à la *Société de chirurgie* par M. le Dr MICHAUX.)

Réflexions sur les observations publiées.

Sur ces 342 observations de traumatismes abdominaux, 154 appartiennent aux plaies pénétrantes par armes à feu, 133 aux plaies produites par instruments tranchants ou piquants, 27 relatent des faits de blessures de la vessie ; enfin 28 ont rapport aux contusions graves de l'abdomen.

Les observations de plaies par armes à feu traitées par la laparotomie donnent en bloc :

70 guérisons,

84 décès.

Soit une mortalité générale de 54,5 0/0.

Nous diviserons ces cas traités par l'intervention en 4 tableaux : 1° ceux qui ont été opérés dans les 5 heures qui ont suivi le traumatisme ; 2° ceux qui ont été opérés dans les 10 heures ; 3° ceux qui ont été opérés dans les 20 heures ; 4° enfin ceux qui ont été opérés 20 heures et au delà après le traumatisme.

A. — Dans ce 1er tableau, *plaies par armes à feu traitées par la laparotomie dansles cinq heures qui ont suivi le traumatisme*, nous trouvons un total de 55 cas qui donnent :

26 guérisons,

29 morts.

Soit une mortalité de 52,7 0/0.

Les décès ont été causés par :

Péritonite : 9 fois. Observations 18, 25, 26, 40, 74, 98, 99, 121, 126.

Hémorrhagie abondante avant l'opération : 12 fois. Observations 22, 43, 55, 73, 81, 85, 93, 103, 118, 130, 136, 150.

Shock : 5 cas. Observations 53, 62, 63, 91, 104.

Lésions passées inaperçues dans le courant de l'opération et constatées à l'autopsie : 2 fois. Observations 110, 129.

Un opéré est mort de pneumonie.

B. — *Plaies par armes à feu traitées par la laparatomie dans les dix heures qui ont suivi le traumatisme :*

24 cas qui donnent 6 guérisons,

18 décès.

Soit 74 0/0 de mortalité.

Les décès ont été causés par :

Péritonite : 5 fois. Observations n°s 19, 37, 61, 71, 135.

Hémorrhagie : 3 fois. Observations n°s 13, 14, 30.

Lésions inaperçues : 2 fois. Observations n°s 78, 149.

Gangrène de l'intestin : n° 31.

Péricardite : n° 44.

Shock : n°s 15, 42, 87, 88, 109.

Empoisonnement par l'opium, n° 58.

C. — *Plaies par armes feu à traitées par la laparotomie dans les vingt heures après le traumatisme.*

26 cas qui donnent : 7 guérisons,

19 morts.

Soit une mortalité de 73,0 0/0.

La mort a été produite par :

Péritonite : 6 fois. Observations n°s 4, 33, 50, 101, 106, 138.

Shock : 4 fois. Observations n°s 39, 92, 128, 139.

Hémorrhagie : Observations n°s 10, 45, 48, 106.

Lésions inaperçues : 3 fois, n°s 1, 114, 133.

Une mort de cause non mentionnée.

D. — *Plaies par armes à feu traitées par la laparotomie vingt heures et au delà après le traumatisme.*

23 cas qui donnent :

5 guérisons,

18 morts.

Soit 78,2 0/0 de mortalité.

La mort a été causée par :

Péritonite : 12 fois, nos 9, 20, 28, 32, 38, 66, 69, 76, 90, 97, 140, 154.

Shock : nos 29, 49.

Lésions inaperçues : nos 3, 77, 97.

On voit que le pourcentage de la mortalité augmente en proportion du retard apporté à l'opération. D'un autre côté il est à remarquer que l'hémorrhagie abondante causée par le traumatisme est la cause de mort la plus fréquente, lorsque la laparotomie est faite le moins longtemps possible après le traumatisme. Ces décès ne sont pas imputables à la laparotomie elle-même, mais bien à la gravité des lésions vasculaires.

Dans ces conditions les malades seraient morts à brève échéance sans opération ; la lecture des observations montre au contraire de nombreux cas qui ont bénéficié heureusement de l'opération qui seule a permis de se rendre maître de l'écoulement du sang.

De plus il est intéressant de noter que les décès causés par la péritonite sont plus nombreux dans les observations des blessés opérés 20 heures et au delà après le traumatisme ; il en est de même des décès causés par des opérations incomplètes lorsque les lésions ont passé inaperçues. Cette remarque semble montrer que, si la péritonite peut débuter quelques heures après l'opération, l'infection devient d'autant plus intense que le délai a été plus prolongé ; que la péritonite ne doit pas absolument être mise sur le compte de l'opération, mais qu'elle doit être attribuée également au retard apporté à l'intervention chirurgicale.

II. — PLAIES PAR ARMES BLANCHES OU INSTRUMENTS PIQUANTS

A. — *Plaies pénétrantes traitées par la laparotomie dans les cinq heures qui ont suivi le traumatisme.*

56 cas qui donnent :

35 guérisons,

21 décès.

Soit 37,5 0/0 de mortalité.

La mort a été causée par :

Hémorrhagie : 10 fois, nos 20, 25, 28, 48, 52, 54, 57, 69, 72, 145.

Péritonite : 6 fois, nos 28, 54, 70, 78, 83, 90.
Shock : 4 fois, nos 4, 31, 53, 59.
Lésions inaperçues : 2 fois, nos 68, 112.
Une mort par delirium tremens.

B. — *Plaies pénétrantes traitées par la laparotomie dans les dix heures qui ont suivi le traumatisme.*

11 cas qui donnent :

9 guérisons,
2 morts.

Une fois la mort est due à ce que les lésions ont passé inaperçues pendant l'opération. La cause du deuxième décès n'est pas mentionnée.

C. — *Plaies pénétrantes traitées par la laparotomie dans les vingt heures qui ont suivi le traumatisme.*

6 cas qui donnent :

4 guérisons,
2 décès.

Un décès a été causé par une hémorrhagie abondante ; le 2e est dû à ce que des lésions ont passé inaperçues.

D. — *Plaies pénétrantes traitées par la laparotomie vingt heures et au delà après le traumatisme.*

9 cas qui se répartissent en :

4 guérisons,
5 décès.

La mort a été produite 4 fois par la péritonite et une fois par le shock.

Pour les plaies par armes blanches, on voit que, de même que pour les plaies par armes à feu, l'hémorrhagie est la cause de mort la plus fréquente lorsque l'opération a été précoce ; que la péritonite emporte le plus souvent les malades lorsque l'intervention a été retardée.

III. — PLAIES DE LA VESSIE

8 guérisons,
15 morts.

Les décès ont été causés 5 fois par le shock, 9 fois par la péritonite, 1 fois par l'hémorrhagie qui n'a pu être tarie.

IV. — CONTUSIONS DE L'ABDOMEN

23 cas qui donnent :

9 guérisons,

14 décès.

La plupart des décès sont dus à la péritonite déjà déclarée avant l'intervention ;

La mortalité très élevée est due à la temporisation habituellement suivie. La plupart des malades ont été opérés vingt heures et au delà après le traumatisme.

Il y a cinq blessés qui ont été laparotomisés dans les dix heures qui ont suivi le traumatisme ; trois ont guéri, deux sont morts.

V. — OBSERVATIONS DANS LESQUELLES L'ÉPOQUE DE L'INTERVENTION N'EST PAS MENTIONNÉE

Plaies par armes blanches. — Malades guéris : observations nos 5, 14, 15, 22, 32, 33, 37, 45, 60, 66, 73, 87, 89, 95, 96, 99, 101, 102, 103, 104, 105, 107, 108, 109, 110, 111, 113, 116, 117, 118, 119, 121, 122, 123, 124, 125, 127.

Morts : nos 8 (hémorrhagie) ; 17 (hémorrhagie), 36 (pas de mention) ; 39 (id.) ; 50 (id.) ; 74 (lésions inaperçues) ; 75 (id.) ; 86 (hémorrhagie) ; 94 (péritonite) ; 100 (hémorrhagie) ; 120 (pas de mention) ; 128 (id.).

Soit : 37 guérisons.

12 morts.

CONCLUSIONS

I. — Les traumatismes de l'abdomen (plaies par armes à feu, coups de couteau, coups de corne, contusion, écrasement, etc.) s'accompagnent presque constamment de lésions viscérales intra-abdominales.

II. — Il n'est pas prouvé que la guérison spontanée soit aussi fréquente qu'on l'a dit. Dans les statistiques des cas de traumatismes abdominaux guéris spontanément, il faudrait mettre en regard le chiffre des morts par expectation. Celles-ci sont généralement mises injustement au compte de l'intervention opératoire.

III. — La plupart des symptômes des plaies viscérales de l'abdomen n'ont rien de caractéristique. L'absence de signes de lésions viscérales intra-abdominales, et un état général satisfaisant peuvent s'observer, alors que les lésions viscérales sont très étendues.

IV. — Malgré tout, on devra toujours faire, si possible, le diagnostic des lésions viscérales avant l'opération ; la laparotomie étant alors révélatrice des lésions soupçonnées.

V. — La laparotomie exploratrice devra toujours être une laparotomie d'urgence, les succès opératoires étant plus nombreux lorsque l'intervention a été précoce.

VI. — Dans les traumatismes de l'abdomen par armes à feu, et coups de couteau, etc., le diagnostic de plaie pénétrante justifie une intervention. Dans les contusions abdominales, il faut tenir compte de la violence du traumatisme, de la cause qui l'a produit, et des symptômes observés.

VII. — D'après l'étude des observations publiées, lorsque les lésions n'ont pas été trop considérables, on voit que la laparotomie donne des résultats favorables, si l'intervention n'a pas eu lieu trop tard, si elle a été complète, c'est-à-dire si une lésion de l'intestin n'a pas passé inaperçue, si les sutures ont bien tenu, si les sources d'hémorrhagie ont été taries.

VIII. — Le ventre ouvert, on devra toujours arrêter en premier lieu l'hémorrhagie, avant de s'occuper des lésions intestinales.

IX. — L'examen de l'intestin se fera le plus rapidement possible, en partant du cæcum. Les perforations seront oblitérées à mesure qu'elles se présenteront, ou bien on mettra des pinces spéciales qu'on laissera jusqu'à ce que l'examen de l'intestin soit terminé.

X. — On fera la suture de Lembert pour les plaies intestinales de petites dimensions, siégeant sur le bord libre de l'intestin. Si la perforation occupe le bord mésentérique de l'intestin, il sera indiqué de faire la greffe mésentérique. La greffe épiploïque sera faite toutes les fois que la chose sera possible.

Lorsque la plaie intestinale sera trop étendue, ou lorsque plusieurs plaies seront très rapprochées les unes des autres, on n'aura recours à la résection de l'intestin que comme pis aller. Celle-ci en effet aggrave l'intervention. On devra employer le plus possible, soit l'entéro-anastomose, en suturant l'une à l'autre deux perforations d'anses intestinales voisines ; soit la greffe intestinale qui consiste à obturer la perforation avec une anse saine, d'après le procédé du Dr Chaput. Les résultats obtenus chez le chien par ce chirurgien, sont très encourageants. Cette méthode opératoire diminue la mortalité opératoire ; elle permet d'éviter sûrement le rétrécissement de l'intestin consécutif à la résection intestinale.

XI. — Dans les plaies (perforations, déchirures, ruptures, etc) des viscères abdominaux (foie, rate, pancréas, rein) l'hémorrhagie est la cause la plus fréquente de mortalité. Il faudra chercher à s'en rendre maître par la cautérisation au thermocautère, chauffé au rouge sombre, par la suture profonde au catgut.

Dans les plaies du rein, la néphrectomie est fréquemment la seule ressource pour éviter la continuation de l'hémorrhagie et l'épanchement de l'urine dans le péritoine.

XII. — On terminera toujours la laparotomie par le nettoyage du péritoine au moyen de compresses-éponges aseptiques. Dans quelques cas particuliers, le drainage par la paroi abdominale sera indiqué.

IMPRIMERIE LEMALE ET Cie, HAVRE

IMPRIMERIE LEMALE ET Cie, HAVRE

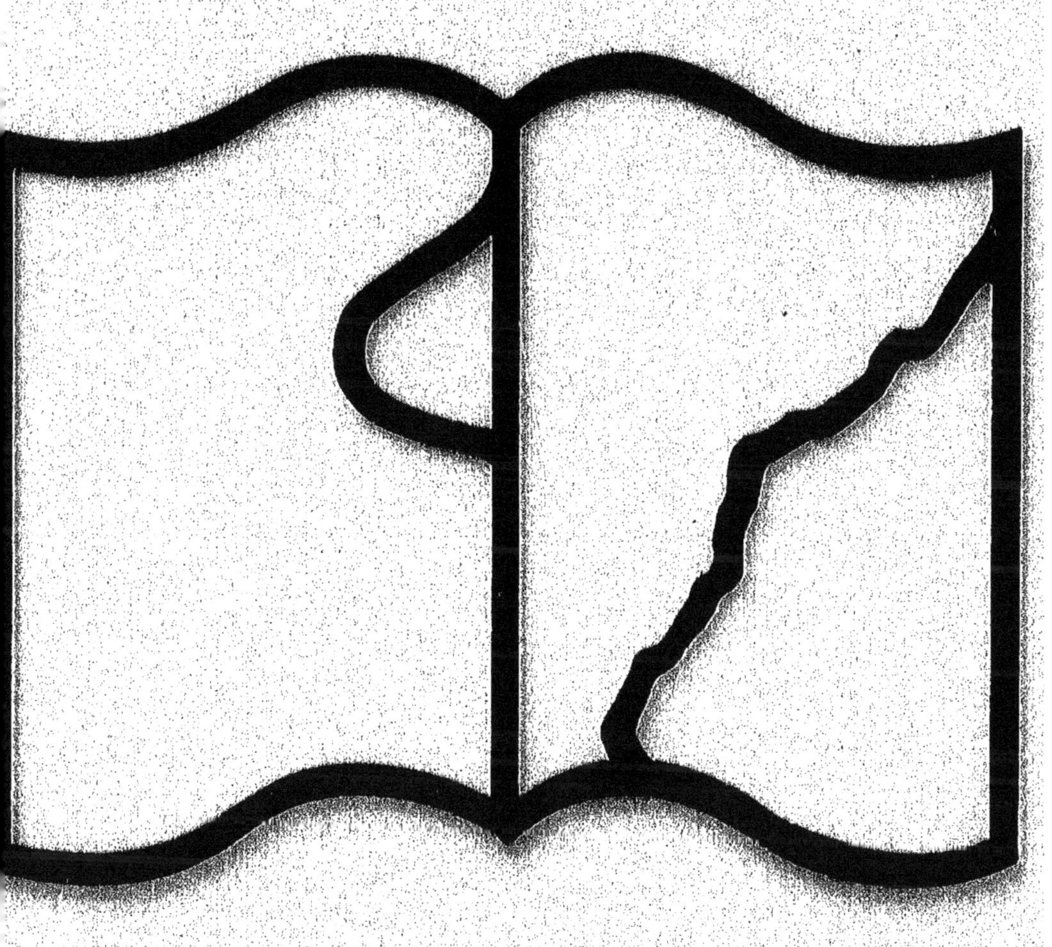

Texte détérioré — reliure défectueuse

NF Z 43-120-11

www.ingramcontent.com/pod-product-compliance
Ingram Content Group UK Ltd.
Pitfield, Milton Keynes, MK11 3LW, UK
UKHW021107200726
13857UKWH00003B/1129

9 782012 855571